Sirika Bekele Terfassa

Terapia antirretroviral e geração de rendimentos

Sirika Bekele Terfassa

Terapia antirretroviral e geração de rendimentos

Atitude das mulheres VIH +VE

ScienciaScripts

Imprint

Cover image: www.ingimage.com

This book is a translation from the original published under ISBN 978-620-2-19657-4.

Publisher:
Sciencia Scripts
is a trademark of
Dodo Books Indian Ocean Ltd. and OmniScriptum S.R.L publishing group

120 High Road, East Finchley, London, N2 9ED, United Kingdom
Str. Armeneasca 28/1, office 1, Chisinau MD-2012, Republic of Moldova, Europe
Printed at: see last page
ISBN: 978-620-8-02620-2

Índice

AS ACTIVIDADES GERADORAS DE RENDIMENTO DAS MULHERES SEROPOSITIVAS E O SEU ESTATUTO ECONÓMICO 2

ATITUDE DAS PESSOAS QUE VIVEM COM O VIH/SIDA EM RELAÇÃO À TERAPIA ANTI-RETROVIRAL 22

RELAÇÃO DA COMUNIDADE COM UM INDIVÍDUO SEROPOSITIVO 40

AS ACTIVIDADES GERADORAS DE RENDIMENTO DAS MULHERES SEROPOSITIVAS E O SEU ESTATUTO ECONÓMICO

Por: Sirika Bekele Terfassa

INTRODUÇÃO

Antecedentes do estudo

As novas infecções entre as mulheres estão a aumentar a um ritmo mais rápido do que as novas infecções entre os homens. Na África Subsariana, as mulheres seropositivas são mais numerosas do que os homens seropositivos. (ONUSIDA 2003) Muitas mulheres, especialmente na África Subsariana rural, definem a pobreza como a sua principal preocupação, acima de todas as outras, incluindo o risco ou a realidade do VIH (Wallace 2004). O número de pessoas que vivem com o VIH atingiu agora quase 40 milhões (ONUSIDA/OMS 2006). As mulheres e as raparigas são especialmente vulneráveis à infeção pelo VIH devido a uma série de razões biológicas, sociais, culturais e económicas, incluindo a desigualdade social e económica enraizada das mulheres nas relações sexuais e no casamento. A nível mundial, havia 17,7 milhões de mulheres com VIH em 2006 - um aumento de mais de um milhão em relação a 2004. Na África Subsariana, quase 60% das pessoas que viviam com o VIH/SIDA em 2006 eram mulheres (Maria, 2003).

O VIH/SIDA não é apenas impulsionado pela desigualdade entre os sexos, mas também reforça a desigualdade entre os sexos (Tallis 2002), deixando as mulheres mais vulneráveis do que os homens ao seu impacto. Em muitas regiões, as mulheres não podem possuir ou herdar propriedades ou terras, e têm acesso limitado a rendimentos e recursos. Mesmo as mulheres que conhecem os seus direitos legais podem não ter acesso a apoio jurídico independente (ICW 2004d). O estatuto social, económico e jurídico desigual das mulheres é agravado por um estado de VIH positivo, e vice-versa (ibid). As violações dos direitos sociais, económicos e legais das mulheres, por sua vez, proíbem a sua capacidade de procurar cuidados, tratamento e apoio, e de proteger a sua saúde e os seus direitos sexuais e reprodutivos. As mulheres e as raparigas, incluindo as que são elas próprias seropositivas, também suportam o fardo físico e psicológico dos cuidados relativos ao VIH e à SIDA (Valeriane, 2001).

As mulheres correm assim o "triplo risco" da SIDA: como pessoas infectadas com o VIH, como mães de crianças infectadas e como prestadoras de cuidados a parceiros, pais ou órfãos com SIDA (Paxton e Welbourn 2004). Quando as mulheres cuidam de outras pessoas, perdem o seu trabalho, o que tem um grande impacto no seu próprio bem-estar e no do agregado familiar. Em muitos contextos, os valores sociais e culturais em torno da importância da pureza feminina significam que as mulheres e as raparigas que vivem com VIH e SIDA estão sujeitas a uma maior discriminação do que os homens.

Espera-se que as 'boas' mulheres permaneçam virgens até ao casamento. Para os homens, pelo contrário, as parceiras sexuais múltiplas e as relações sexuais fora e antes do casamento são geralmente aceites e muitas vezes encorajadas (Lawrence, 2004),

Declaração do problema

As mulheres seropositivas estão a trabalhar em diferentes centros de serviços públicos, o que lhes dá a oportunidade de ganhar o seu sustento. No entanto, quando os trabalhadores do sector ou os membros da família estão doentes, não são pagos pelo trabalho que faltam. Além disso, o estigma e a desigualdade de género combinam-se para dificultar a obtenção de recursos e de clientes para as pequenas empresas. As desigualdades de género nas relações pessoais, na comunidade, na força de trabalho e nos círculos políticos afectam as mulheres em todo o mundo. As desigualdades aumentam a vulnerabilidade das mulheres à pobreza e vice-versa: ambas afectam gravemente a nossa capacidade de usufruir plenamente dos direitos humanos. A desigualdade entre os sexos e a pobreza não só aumentam o risco de contrair o VIH, como também tornam as mulheres mais vulneráveis do que os homens ao seu impacto. As necessidades de sobrevivência a curto prazo obrigam as mulheres a desenvolver uma série de estratégias de sobrevivência com implicações variáveis para a nossa saúde e bem-estar a longo prazo. Com o aumento dos problemas de saúde e do estigma relacionados com o VIH, podemos ser incapazes de fazer escolhas para melhorar a nossa saúde e a felicidade, bem como a das nossas famílias (Chewe, 2000).

Além disso, mesmo quando as mulheres (seropositivas e seronegativas) conhecem os riscos, podem não estar em condições de praticar sexo seguro. Na minha opinião, os problemas das mulheres seropositivas são muito semelhantes aos que afectam as mulheres em geral. O principal é o facto de haver mais mulheres no planeta sem poder. Este facto leva-nos a colocar as seguintes questões de investigação:

1. Qual é a atividade geradora de rendimentos em termos de tipo de negócio?

2. Qual é a situação económica das mulheres seropositivas em termos de bens materiais e de poupança? 3. Existe uma relação entre a atividade geradora de rendimentos e a situação económica das mulheres seropositivas?

Objetivo do estudo

O objetivo geral do estudo é analisar a relação entre a atividade geradora de rendimentos e a situação económica das mulheres seropositivas. Os objectivos específicos foram os seguintes

1. Examinar a atividade geradora de rendimentos em termos de tipo de empresa.

2. Conhecer a situação económica das mulheres seropositivas em termos de bens materiais e de

poupança.

3. Analisar a relação entre a atividade geradora de rendimentos e a situação económica das mulheres seropositivas.

Hipótese do estudo

Não existe qualquer relação entre a atividade geradora de rendimentos e a situação económica das mulheres seropositivas.

Importância do estudo

Nos países do terceiro mundo, a estigmatização dos indivíduos seropositivos tem sido o principal problema social; e as pessoas instruídas não podem aceitar de bom grado, uma vez que não têm mais conhecimentos sobre os indivíduos seropositivos. Por conseguinte, para a área de estudo, o estudo desempenhará um papel importante no alargamento do conhecimento das comunidades relativamente à relação com mulheres seropositivas e à utilização dos seus produtos para reforçar a sua economia. O estudo também incentivará os seropositivos a dedicarem-se a expor a sua situação (viver com o VIH) e a ousar fornecer os seus produtos à comunidade.

Limitações do estudo

O estudo foi prejudicado pelas seguintes limitações: problemas financeiros para os serviços de secretariado, custos de transporte durante a deslocação a Shashamane para a recolha de dados. O número reduzido de mulheres seropositivas que participaram no estudo foi outro dos problemas com que o investigador se deparou. O investigador concebeu algumas soluções; a família receberá um adiantamento do local de trabalho para apoiar financeiramente o investigador. Relativamente ao número reduzido de inquiridos seropositivos, o investigador identificará as caraterísticas dos indivíduos seropositivos de Mekdem Etiópia e abordá-los-á em conformidade, a fim de obter informações valiosas.

Delimitação do estudo

Analisar a relação entre a atividade geradora de rendimentos e a situação económica das mulheres seropositivas é o principal objetivo deste estudo. Este estudo foi realizado para examinar a capacidade económica das pessoas seropositivas e o apoio que lhes é prestado por Mekdim Ethiopia.

REVISÃO DA LITERATURA RELACIONADA

Actividades geradoras de rendimentos

É evidente que a necessidade de apoio financeiro ou de um meio de subsistência é importante para todas as mulheres. No entanto, um diagnóstico de VIH positivo agrava os problemas que as mulheres enfrentam para encontrar e manter um emprego. As mulheres seropositivas que vendem mercadorias podem descobrir que as pessoas evitam a sua banca ou loja, as mulheres agricultoras podem perder o acesso à terra e sabe-se que os empregadores despedem as pessoas depois de um diagnóstico de VIH positivo, por vezes depois de um teste obrigatório. Na mesma altura em que apanhei SIDA, tinha o meu emprego e eles queriam expulsar-me. Eu sabia, mas não aceitei porque não queria deixar o meu emprego. Obrigaram-me a fazer análises ao sangue. Por fim, levaram-me a viver numa casa para pessoas com SIDA (Joana, 2005).

É evidente que a situação é complicada e o simples aumento da disponibilidade de tratamento pode não garantir que as mulheres tenham acesso a esse tratamento. Na Zâmbia, por exemplo, o governo reduziu drasticamente o custo mensal do tratamento antiretroviral de 64 dólares para oito dólares por mês. Dado que mais de metade dos zambianos que vivem com VIH/SIDA são mulheres, os funcionários esperavam ver uma maioria de mulheres a receber tratamento antiretroviral. Em vez disso, os homens apareceram em números muito maiores do que as mulheres. Em uma cidade rural, das 40 pessoas recebendo ART, apenas três eram mulheres. A baixa adesão ao tratamento por parte das mulheres seropositivas na Zâmbia, como em qualquer outro lugar, é o resultado das barreiras de género que as mulheres seropositivas enfrentam no acesso aos cuidados, ao tratamento e aos serviços de apoio. A desigualdade económica e social enraizada nas relações das mulheres com os homens pode limitar a sua capacidade de aceder aos serviços ou de seguir os conselhos que lhes são dados pelos profissionais de saúde. Os custos de transporte para as clínicas, juntamente com o tempo perdido no trabalho ou nas responsabilidades de cuidados, bem como os custos associados aos cuidados infantis, constituem graves obstáculos à capacidade das mulheres para acederem aos tratamentos. Estes obstáculos são mais graves para as mulheres do que para os homens, porque as mulheres dependem muitas vezes financeiramente dos homens. A falta de poder de decisão das mulheres e as restrições à sua mobilidade - especialmente no Médio Oriente (Valeriane, 2001).

Este e partes da Ásia - significa que podem ter de obter autorização para procurar cuidados de saúde ou para prestar contas do seu tempo ao marido ou a outros membros da família. Isto é especialmente difícil se não tiverem revelado o seu estado de VIH. Os grupos socialmente marginalizados, como os imigrantes, os trabalhadores do sexo, os consumidores de drogas injectáveis e os reclusos, enfrentam obstáculos particulares no acesso aos serviços devido à dupla discriminação que enfrentam em resultado das suas situações de vida específicas e do seu estatuto de seropositividade. Por exemplo, os consumidores de drogas enfrentam uma dupla discriminação quando são seropositivos, só por estes dois factos - e uma tripla discriminação quando são mulheres. 'Nos serviços médicos somos sempre tratados de forma muito diferente. Suponho que nunca confiaram em nós, por isso sempre nos trataram como se fôssemos um pouco de merda na sola do sapato." (Mulher seropositiva toxicodependente, ICW no prelo) O pressuposto de muitos profissionais de saúde e outros de que as mulheres toxicodependentes estão envolvidas em sexo comercial cria uma camada adicional de estigma, tornando muito difícil o acesso à informação, ao tratamento e ao apoio. Na Ásia, a discriminação contra as trabalhadoras do sexo é tão forte que muitas mulheres seropositivas não vão a uma clínica de saúde reprodutiva por receio de serem rotuladas como trabalhadoras do sexo (Paxton e Welbourn 2004). Deve-se notar, no entanto, que os homens seropositivos também enfrentam barreiras de género no acesso ao tratamento. Os homens sentem frequentemente a necessidade de demonstrar publicamente que são 'homens a sério', assumindo riscos, o que torna difícil procurar apoio ou frequentar clínicas de saúde que são frequentemente vistas como 'espaços de mulheres' (Chewe, 2000).

Tipo de negócio

Isto deixa-as gravemente empobrecidas, uma vez que o rendimento do agregado familiar diminui enquanto as despesas aumentam. Os cuidados domiciliários são muitas vezes vistos como uma "resposta eficaz em termos de custos" à epidemia, mas, na realidade, são uma exploração do trabalho não remunerado das mulheres, que só é possível porque o trabalho de cuidados é visto como "trabalho de mulher" e, por isso, é menos reconhecido e valorizado do que o trabalho realizado pelos homens. É essencial encontrar formas de permitir que as raparigas com VIH continuem a sua educação, tais como horários de aprendizagem flexíveis para as que ganham a vida ou ajudam em casa durante o horário escolar. Outra solução é providenciar assistentes domiciliários para que as raparigas possam continuar a frequentar a escola. A compensação financeira pelo trabalho das mulheres e das raparigas - através de reembolsos, estipêndios, salários ou mecanismos de proteção social, como pensões, subsídios de apoio às crianças ou transferências de dinheiro - contribuiria em grande medida para satisfazer algumas das necessidades das mulheres e das raparigas que cuidam de doentes com SIDA, ao mesmo tempo que, potencialmente, elas próprias vivem com o VIH/SIDA (ibid). Além disso, quando os cuidados domiciliários são pagos, os homens estão mais inclinados a envolver-se (Maria, 2003).

Nível de rendimento gerado

A maior parte das mulheres positivas no Nepal são viúvas e/ou abandonadas pela família. Isto significa que têm muito com que se preocupar, para além da sua saúde sexual e reprodutiva. Manterem-se vivas e em segurança são as suas principais preocupações". Para as mulheres e raparigas que vivem com o VIH/SIDA, garantir a proteção dos seus direitos jurídicos e económicos - incluindo o acesso a recursos financeiros e à propriedade - é tão importante como proteger a sua saúde e os seus direitos sexuais e reprodutivos (ICW 2004c). Sem recursos, as mulheres são vulneráveis a abusos de poder. Em contextos em que as mulheres têm poucos direitos legais ou de herança, e em que existe o costume da 'herança das viúvas', as viúvas dos homens que morrem de SIDA podem ser obrigadas a casar com os seus sogros (Joan, 2005),

Além disso, onde as mulheres não podem legalmente possuir ou herdar terras ou propriedades, se o marido de uma mulher morrer de doenças relacionadas com a SIDA, ela não poderá obter a propriedade ou o acesso à terra. Às mulheres que são abandonadas pelo marido e ostracizadas da comunidade por serem seropositivas é também frequentemente negada uma parte legítima da propriedade dos seus maridos. Sem direitos equitativos de custódia dos filhos, muitas mulheres também enfrentam a possibilidade de perder o acesso aos seus filhos. Este grau de insegurança - a ameaça de se tornarem sem-abrigo e destituídas - deixa as mulheres com poucas opções. A troca de sexo por recursos é uma estratégia de sobrevivência para muitas mulheres, que podem recorrer a homens para comprar roupa escolar ou comida para os seus filhos. Na África Austral, muitas raparigas adolescentes estabelecem relações sexuais com homens mais velhos em troca de propinas escolares, alimentos e bens de consumo muito procurados. Para outras mulheres, o trabalho sexual pode ser a única opção económica disponível - proporcionando um meio de subsistência mais viável do que outras alternativas - no entanto, isto agrava ainda mais o estigma que enfrentam (Debate, 1999),

A discriminação e o estigma em torno do VIH/SIDA também afectam gravemente a capacidade das mulheres seropositivas para encontrar e manter trabalho. As mulheres cujo estado seropositivo é conhecido ou suspeito na comunidade podem descobrir que as pessoas já não compram os seus produtos. Outras mulheres podem ser despedidas pelos seus empregadores depois de receberem um diagnóstico de VIH positivo, por vezes após testes obrigatórios (ibid). Mesmo as mulheres que continuam empregadas podem ser objeto de intensa discriminação no local de trabalho. 'Senti-me como se estivesse a cair num enorme abismo porque sabia o que ia acontecer no trabalho. E assim foi - despediram-me assim que souberam e a maior parte dos meus chamados amigos viraram-me as costas (Elbo, 2009)

Entre os toxicodependentes seropositivos do Reino Unido, foram manifestadas preocupações quanto à confidencialidade em relação aos regimes de pensões e aos questionários de saúde. Foi-me pedido que preenchesse um questionário de saúde para as pensões e havia perguntas específicas sobre a utilização indevida de substâncias e o VIH e a hepatite e fui aconselhada pelo sindicato a não mentir e comecei a passar-me porque me tinham acabado de oferecer o emprego dos meus sonhos e se eu preenchesse isto com verdade ser-me-ia retirado? Um relatório da ONUSIDA de 2004 mostrou que

90 por cento dos cuidados prestados às pessoas que vivem com SIDA são prestados em casa e na sua esmagadora maioria por mulheres e raparigas, que frequentemente não são remuneradas e recebem pouco apoio ou formação do Estado. Muitas delas são também seropositivas e podem elas próprias necessitar de cuidados. As raparigas são retiradas da escola para prestar estes cuidados e as mulheres são obrigadas a deixar o trabalho (Shelley, 2004).

Mulheres seropositivas

As mulheres seropositivas querem sexo, amor e filhos tanto como qualquer outra pessoa. Esta é uma mensagem clara destes relatos pessoais de 13 mulheres seropositivas da Bolívia, Nepal, Quénia, Ucrânia, Nigéria, Tailândia, Suazilândia, Inglaterra, Honduras, África do Sul, Bielorrússia, Irão e Sudão. As suas histórias trazem uma dimensão humana à epidemia, além de fornecerem orientações para a política na área da saúde sexual e reprodutiva e dos direitos das pessoas que vivem com o VIH/SIDA. Muitas das mulheres expressam a necessidade de serviços de prevenção e de informação correta. Salientam também a necessidade de apoio para lidar com as muitas questões psicossociais relacionadas com os efeitos secundários e as complicações dos anti-retrovirais (ARV), bem como a liberdade de fazer escolhas sobre se e/ou quando ter filhos. O acesso a preservativos, tanto masculinos como femininos, é considerado extremamente importante como método de proteção contra a reinfeção e a gravidez não desejada. Outras questões levantadas incluem a necessidade de: acesso regular e fiável aos ARV, formação adequada dos profissionais de saúde que trabalham com mulheres seropositivas, melhores serviços de saúde reprodutiva e a necessidade de incluir as mulheres seropositivas no desenvolvimento de programas de prevenção, cuidados e tratamento do VIH e da SIDA (Marduba, 2007).

A International Community of Women Living with HIV/AIDS (ICW), uma instituição de beneficência registada no Reino Unido, é a única rede internacional dirigida por e para mulheres seropositivas. A ICW foi fundada em resposta à falta desesperada de apoio, informação e serviços disponíveis para as mulheres que vivem com o VIH em todo o mundo e à necessidade de estas mulheres terem influência e contribuírem para o desenvolvimento de políticas (Maria, 2003).

Material do ativo

Promover regimes de microfinanciamento e de propriedade das mulheres para apoiar a independência financeira das mulheres. Ajudar as organizações de mulheres que já estão a fazer campanha por um melhor acesso à terra, à propriedade, aos direitos de herança e a direitos equitativos de custódia dos filhos. Apoiar os grupos de autoajuda e de apoio - uma vez que estes ajudam frequentemente as mulheres a descobrir oportunidades de subsistência e proporcionam um espaço para desafiar a desigualdade de género. Apoiar a defesa do reconhecimento das responsabilidades de cuidados das mulheres como trabalho; estabelecer um salário mínimo para os trabalhadores de cuidados; e estabelecer um organismo para regular o trabalho de cuidados no contexto do VIH/SIDA (VSO-RAISA 2005). Considerar explicitamente o impacto dos cuidados domiciliários nas mulheres seropositivas. Fornecer formação e apoio psico-social aos prestadores de cuidados domiciliários. Envolver as pessoas seropositivas na conceção e implementação de políticas e programas de sensibilização equitativos em matéria de VIH no local de trabalho, que promovam a retenção e o emprego de pessoal seropositivo e proporcionem uma gama de cuidados e apoio adequados (Lawrence, 2004),

Poupança

O aumento das oportunidades de educação e de emprego, bem como os regimes de microfinanciamento e de propriedade das mulheres, são estratégias cruciais para reforçar a segurança material das mulheres. No entanto, as intervenções de desenvolvimento que visam melhorar o emprego das mulheres e as oportunidades de geração de rendimentos correm o risco de simplesmente agravar a pesada carga de trabalho das mulheres, a menos que sejam feitos esforços para incentivar os homens a assumirem uma maior responsabilidade pelos cuidados infantis e pelas tarefas domésticas (Esplen 2006). Os projectos que se centram exclusivamente nas mulheres podem também reforçar os estereótipos existentes (mulheres como prestadoras de cuidados, homens como ganha-pão, etc.). A participação dos homens, pelo contrário, pode gerar um consenso mais alargado sobre questões que foram anteriormente marginalizadas como sendo do interesse exclusivo das mulheres. A comunidade empresarial tem um papel importante a desempenhar, introduzindo políticas equitativas em matéria de VIH no local de trabalho e implementando programas de sensibilização para o VIH em todo o corpo de gestão e de pessoal (ibid). É essencial o envolvimento de mulheres seropositivas no desenvolvimento e implementação de políticas no local de trabalho para assegurar a retenção e o emprego de pessoal seropositivo, incluindo mulheres (ICW 2006b). Os benefícios para o pessoal devem incluir uma gama de cuidados e apoio adequados que não se concentrem apenas no fornecimento de medicação - tais como procedimentos de queixa para aqueles que sofrem discriminação. Do mesmo modo, todos os governos devem introduzir políticas relativas ao VIH no local de trabalho e dar todo o apoio a todos os parlamentares que revelem publicamente o seu estado de VIH ou que expressem o seu apoio a familiares com VIH (Mudheno, 2002).

Resumo da revisão da literatura relacionada

As intervenções de desenvolvimento que visam melhorar o emprego das mulheres e as oportunidades de geração de rendimentos correm o risco de agravar a pesada carga de trabalho das mulheres, a menos que sejam envidados esforços para incentivar os homens a assumirem uma maior responsabilidade pelos cuidados infantis e pelas tarefas domésticas. No entanto, as intervenções de desenvolvimento que visam melhorar o emprego das mulheres e as oportunidades de geração de rendimentos correm o risco de simplesmente agravar a pesada carga de trabalho das mulheres, a menos que sejam envidados esforços para incentivar os homens a assumirem uma maior responsabilidade pelos cuidados infantis e pelas tarefas domésticas.

É essencial que as intervenções procurem envolver os homens no cuidado das crianças e nas tarefas domésticas e encorajar os pais e os maridos a desempenharem um papel mais ativo no cuidado e na salvaguarda do futuro dos seus filhos. Além disso, onde as mulheres não podem legalmente possuir ou herdar terras ou propriedades, se o marido de uma mulher morrer de doenças relacionadas com a SIDA, ela não poderá obter a propriedade ou o acesso à terra. Às mulheres que são abandonadas pelo marido e ostracizadas da comunidade devido ao seu estado seropositivo é também frequentemente negada uma parte legítima da propriedade dos seus maridos.

METODOLOGIA

Quadro teórico

A International Community of Women Living with HIV/AIDS (ICW), uma instituição de beneficência registada no Reino Unido, é a única rede internacional dirigida por e para mulheres seropositivas. A ICW foi fundada em resposta à falta desesperada de apoio, informação e serviços disponíveis para as mulheres que vivem com o VIH em todo o mundo e à necessidade de estas mulheres terem influência e contribuírem para o desenvolvimento de políticas (Maria, 2003). Isto é demonstrado graficamente da seguinte forma:

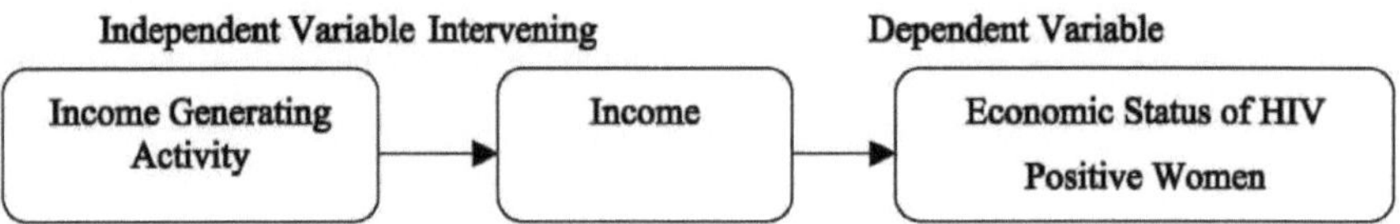

Figura A: Mostra o quadro teórico das variáveis

Quadro concetual

As variáveis independentes são representadas pela atividade geradora de rendimentos e definidas em termos de tipo de empresa e de financiamento. A representação gráfica é a seguinte:

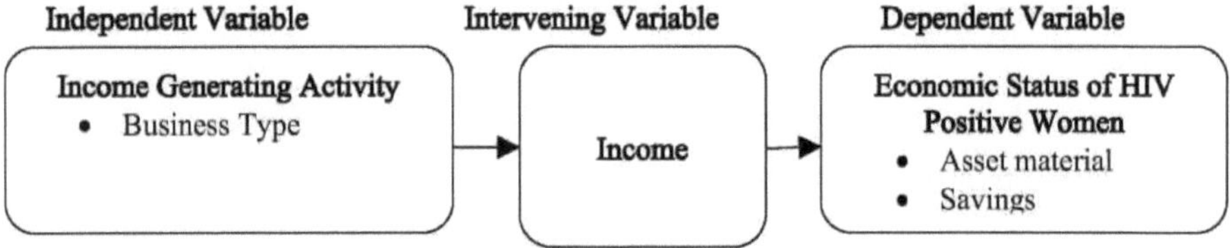

Figura A: Mostra o quadro teórico das variáveis

Operacionalização

Atividade geradora de rendimentos

Esta será definida em termos de tipo de empresa e de financiamento. A operacionalização será feita da seguinte forma:

Tipo de negócio

Este é o tipo de negócio que as mulheres seropositivas gerem. Foi medido da seguinte forma:

Escala	Tipo de negócio	Percentagem	Descrição
1	Trabalhador diarista	Abaixo de 20%	Tipo de negócio muito baixo
2	Vendedor de rua	20-40%	Baixo tipo de negócio
3	Fazer Injera	41-60%	Tipo de empresa moderada
4	Fabrico de Katikala	61-80%	Tipo de negócio elevado
5	Restaurante	81% e superior	Tipo muito comercial

Tabela 1: Operacionalização do tipo de negócio

Variáveis de intervenção

Rendimento

Este rendimento é definido como o ganho mensal que as mulheres seropositivas geram, em média, com os tipos de negócio indicados. Foi medido em birr, de rendimento muito baixo a muito alto, da seguinte forma:

Escala	Nível de rendimento	Descrição
1	Inferior a 200	Rendimento muito baixo
2	200-400	Rendimento baixo
3	401-600	Rendimento moderado
4	601-800	Rendimento elevado
5	801e acima	Rendimento muito elevado

Tabela 2: Operacionalização do rendimento

Situação das mulheres seropositivas

A situação das mulheres seropositivas é definida em termos de bens materiais e de poupança. Isto será operacionalizado da seguinte forma:

Material do ativo

Este é o tipo de material que as mulheres têm em casa. Foi medido da seguinte forma:

Escala	Material do ativo	Descrição

1	Pratos normais	Ativo muito fraco
2	Cama	Ativo da Spoor
3	Televisão	Justo ativo
4	Frigorífico	Bom ativo
5	Sofá e estante standard	Muito bom ativo

Tabela 3: Operacionalização do material do ativo

Poupança

Este valor é definido como o montante de dinheiro que as mulheres seropositivas poupam por ano. Foi medido da seguinte forma:

Escala	**Montante da poupança**	**Descrição**
1	Inferior a 1000	Poupança muito baixa
2	1000-2000	**Poupança reduzida**
3	2001-3000	Poupança moderada
4	3001-4000	Poupança elevada
5	4001 e superior	Poupança muito elevada

Tabela 4: Operacionalização da poupança

Local do estudo

O estudo foi realizado na cidade de Shashemene, na zona oeste de Arsi, na região de Oromia. Situa-se a 250 km a sudoeste de Adis Abeba e conta com um total de 30 000 habitantes. Além disso, os objectos deste estudo são os habitantes locais, especificamente o chefe de família, os líderes de opinião, os responsáveis pela implementação dos centros de saúde e as partes interessadas na área de estudo para a fonte de dados primários (Município da cidade de Shashamane).

Conceção da investigação

Este estudo emprega tanto desenhos de investigação descritivos como de correlação. As concepções de investigação de correlação foram implementadas para explicar a relação entre essas variáveis através da recolha de informações valiosas das fontes de dados primárias e secundárias para análise.

Método de recolha de dados

Instrumentação

O principal instrumento de recolha de dados para este estudo foi um inquérito por questionário para obter uma grande quantidade de dados valiosos dos habitantes selecionados, enquanto a entrevista semi-estruturada ajudou a obter as informações essenciais para a investigação junto dos funcionários da subcidade e dos líderes de opinião.

Procedimento de amostragem

A base de amostragem deste estudo é de 500 pessoas, das quais foi utilizada uma amostra de 10% (50). O método de amostragem utilizado neste estudo foi a amostragem por conglomerados e a amostragem aleatória simples.

Métodos de análise de dados

Para analisar os dados recolhidos na área de estudo, o investigador utilizará estatísticas descritivas e de correlação:

1. Os objectivos 1 e 2 foram analisados com recurso a estatísticas descritivas, principalmente frequência e distribuição.

2. O objetivo 3 utilizou estatísticas de correlação, sobretudo estatísticas, para analisar a relação entre as variáveis acima referidas.

Considerações sociais e éticas

Desde a visita à área de estudo até à conclusão do mesmo, o investigador manteve uma boa relação com os membros da comunidade no estudo, o que foi feito, em primeiro lugar, respeitando cada indivíduo que apoiou o investigador dando informações e actuando localmente. O investigador não fez nada que violasse a sua cultura e normas.

RESULTADO E CONSTATAÇÃO

A atividade geradora de rendimentos, os rendimentos e a situação das mulheres seropositivas são as variáveis que serão analisadas nesta parte, representando as variáveis independentes, dependentes e intervenientes. Estas serão analisadas da seguinte forma:

Atividade geradora de rendimentos

Isto será analisado em termos do tipo de negócio que os inquiridos gerem nas partes seguintes.

Tipo de negócio

O tipo de negócio é apresentado no quadro 5. Com base nos resultados apresentados, 13(26%) dos inquiridos responderam que participam no tipo de negócio moderado; seguidos de 12(24%) dos inquiridos que responderam que participam no tipo de negócio muito baixo. 10(20%) dos inquiridos responderam que estão a participar no tipo de negócio baixo. 8(16%) dos inquiridos participam no tipo de negócio alto. Apenas 7(14%) dos inquiridos estão a participar no tipo de negócio muito elevado.

Isto significa que a maioria dos inquiridos não está a participar no tipo de negócio que os pode ajudar a ganhar muito dinheiro com ele. O que também significa que a situação profissional dos inquiridos em termos de gestão de negócios não mudará a sua situação de vida num curto período de tempo.

Isto mostra que os inquiridos podem estar limitados a fontes financeiras para participar num tipo de negócio melhor ou ter menos conhecimentos sobre a forma de os envolver num tipo de negócio que lhes proporcione muito lucro.

Escala	**Tipo de negócio**	**Resp.**	**%**	**Descrição**
1	Trabalhador diarista	12	24	Tipo de negócio muito baixo
2	Vendedor de rua	10	20	Tipo de negócio baixo
3	Fazer Injera	13	26	Tipo de empresa moderada
4	Fabrico de Katikala	8	16	Tipo de negócio elevado
5	Restaurante	7	14	Tipo muito comercial
Total		50	100	

Quadro 5: Tipo de empresa

Rendimento

O rendimento é a variável interveniente que é apresentada na tabela 6. Com base no resultado apresentado, 13 (30%) dos inquiridos responderam que auferem rendimentos muito baixos; seguidos de 13 (26%) dos inquiridos que auferem rendimentos baixos. 12(24%) dos inquiridos têm um rendimento moderado. 7(14%) dos inquiridos têm um rendimento elevado. Apenas 3 (6%) dos inquiridos têm um rendimento muito elevado.

Isto revela que a maioria dos inquiridos se situa nos escalões de rendimentos muito baixos. O que significa que a maioria dos inquiridos que participaram neste estudo auferem rendimentos muito baixos.

Isto mostra que a comunidade da zona se caracteriza por ter rendimentos muito baixos. Por conseguinte, a situação financeira das mulheres seropositivas não é a melhor possível, pois não lhes é possível fornecer toda a alimentação e instalações necessárias para prolongar a sua vida.

Escala	**Nível de rendimento**	**Resp.**	**%**	**Descrição**

1	Inferior a 200	15	30	Rendimento muito baixo
2	200-400	13	26	Rendimento baixo
3	401-600	12	24	Rendimento moderado
4	601-800	7	14	Rendimento elevado
5	801e acima	3	6	Rendimento muito elevado
Total		50	100	

Quadro 6: Rendimento

Situação das mulheres seropositivas

Esta representa a variável dependente do estudo e será analisada em termos de bens materiais e de poupança da seguinte forma

Material do ativo

Este facto é apresentado no quadro 7. Com base nos resultados apresentados, 22 (44%) dos inquiridos responderam que a maioria das mulheres seropositivas possui um tipo de activos muito fraco; seguidos de 17 (34%) dos inquiridos que responderam possuir um tipo de activos fraco. 6 (12%) dos inquiridos responderam que as mulheres seropositivas possuem um tipo de activos razoável. 3(6%) dos inquiridos responderam que possuem um bom património. Apenas 2 (4%) dos inquiridos responderam que possuem um património muito bom.

Isto revela que a maioria das mulheres que vivem com o vírus do VIH na área de estudo não possui bens materiais de qualidade. O que significa que os materiais que as mulheres usam em casa são mais simples, como pratos e camas.

Isto mostra que, uma vez que não têm bons rendimentos e que participam no melhor tipo de negócio, as mulheres seropositivas não podem possuir materiais de alto nível. Isto também mostrou que as mulheres estão limitadas ao tipo de materiais a utilizar em casa devido às suas limitações financeiras.

Escala	**Material do ativo**	**Resp.**	**%**	**Descrição**
1	Sofá e estante standard	22	44	Ativo muito fraco
2	Cama	17	34	Ativo deficiente
3	Televisão	6	12	Justo ativo

4	Frigorífico	3	6	Bom ativo
5	Pratos normais	2	4	Muito bom ativo
Total		50	100	

Quadro 7: Material do ativo

Poupança

A poupança é apresentada no quadro 8. Com base nos resultados apresentados, 23 (46%) dos inquiridos responderam que praticam poupanças muito reduzidas, seguidos de 14 (28%) inquiridos que praticam poupanças reduzidas. 7(14%) dos inquiridos responderam que praticam uma poupança moderada. 4(8%) dos inquiridos têm uma poupança elevada. Apenas 2 (4%) dos inquiridos têm uma poupança muito elevada.

Isto mostra que a maioria dos inquiridos respondeu que as mulheres seropositivas poupam muito pouco dinheiro. O que significa que as mulheres não participam regularmente nas actividades de poupança ou poupam grandes quantias de dinheiro.

Isto mostrou que a maioria das mulheres seropositivas não tem um comportamento de poupança desenvolvido; e também, uma vez que são caracterizadas por baixos rendimentos e negócios pobres, as mulheres seropositivas não estão numa situação em que possam poupar mais dinheiro.

Escala	**Montante da poupança**	**Resp.**	**%**	**Descrição**
1	Inferior a 1000	23	46	Poupança muito baixa
2	1000-2000	14	28	**Poupança reduzida**
3	2001-3000	7	14	Poupança moderada
4	3001-4000	4	8	Poupança elevada
5	4001 e superior	2	4	Poupança muito elevada
Total		50	100	

Quadro 8: Poupança

Relação entre variáveis independentes e dependentes

A relação entre a atividade geradora de rendimentos e a situação económica das mulheres seropositivas é a parte principal e básica do estudo. A tabela seguinte apresenta a correlação de Pearson das variáveis:

Variável independente	Variáveis dependentes	
	Material do ativo	Poupança
Tipo de negócio	.548**	.606**
Rendimento	.853**	.863**

**. A correlação é significativa ao nível de 0,01 (bicaudal)

A estatística que foi utilizada para correlacionar os dados é a Pearson. O número positivo na tabela acima é (.548**, .853**, .606** e .863**) mostra que existe uma relação direta entre as variáveis independentes e dependentes (atividade geradora de rendimentos e situação económica das mulheres seropositivas).

O número positivo entre o tipo de negócio e as variáveis dependentes mostra que, à medida que as mulheres que vivem com o VIH melhoram o seu tipo de negócio, de pouco rentável para muito rentável, os bens materiais que utilizam em casa aumentam e, uma vez que obtêm lucros elevados, poupam dinheiro depois de satisfazerem as suas despesas básicas.

O número positivo entre o rendimento e a variável dependente mostra que, à medida que o rendimento dos membros aumenta, a sua situação em termos de bens materiais aumenta e, uma vez que auferem melhores rendimentos, isso abre-lhes a possibilidade de pouparem dinheiro.

Avaliação da hipótese

Com base na análise da relação feita no objetivo três, indica que as variáveis independentes e dependentes têm uma relação direta. Por conseguinte, rejeita-se a hipótese de que não existe relação entre a atividade geradora de rendimentos e a situação económica das mulheres seropositivas. Porque existe uma relação direta entre a atividade geradora de rendimentos e a situação económica das mulheres seropositivas.

RESUMO, CONCLUSÃO E RECOMENDAÇÃO

Resumo do estudo

Em resumo, o tipo de atividade é apresentado no quadro 5. Com base nos resultados apresentados, 13 (26%) dos inquiridos responderam que participam no tipo de negócio moderado. Apenas 7 (14%) dos inquiridos estão a participar no tipo de negócio muito elevado. O que também significa que o estatuto profissional dos inquiridos em termos de gestão de negócios não alterará o seu estatuto de vida num curto período de tempo.

O rendimento é a variável interveniente que é apresentada na tabela 6. Com base no resultado apresentado, 13 (30%) dos inquiridos responderam que auferem um rendimento muito baixo; apenas

3 (6%) dos inquiridos têm um rendimento muito elevado. O que significa que a maioria dos inquiridos que participaram neste estudo aufere rendimentos muito baixos.

O material dos activos é apresentado na tabela 7. Com base nos resultados apresentados, 22 (44%) dos inquiridos responderam que a maioria das mulheres seropositivas possui um tipo de activos muito fraco. Apenas 2 (4%) das inquiridas responderam que possuem bens muito bons. O que significa que os materiais que as mulheres usam em casa são mais simples, como pratos e camas.

A poupança é apresentada no quadro 8. Com base no resultado apresentado, 23 (46%) dos inquiridos responderam que praticam poupanças muito reduzidas. Apenas 2 (4%) dos inquiridos têm práticas de poupança muito elevadas. O que significa que as mulheres não participam regularmente nas actividades de poupança nem poupam grandes quantias de dinheiro.

Conclusão do estudo

Os resultados relativos ao tipo de negócio mostram que os inquiridos podem estar limitados a fontes financeiras para participar num tipo de negócio melhor ou ter menos conhecimentos sobre a forma de os envolver num tipo de negócio que lhes proporcione muito lucro. Isto significa que a maioria dos inquiridos não está a participar no tipo de negócio que os pode ajudar a ganhar muito dinheiro com ele.

Os resultados relativos aos rendimentos mostram que a comunidade da zona se caracteriza por ter rendimentos muito baixos. Por conseguinte, a situação financeira das mulheres seropositivas não é a melhor possível, pois poderiam fornecer-lhes todos os alimentos e instalações necessários para prolongar a sua vida. Isto revela que a maioria dos inquiridos se encontra nos escalões de rendimentos muito baixos.

Os resultados relativos aos bens materiais revelam que, uma vez que não têm bons rendimentos e participam no melhor tipo de negócio, as mulheres seropositivas não podem possuir materiais de alto nível. Isto também mostrou que as mulheres estão limitadas ao tipo de materiais a utilizar em casa devido às suas limitações financeiras. Isto revela que a maioria das mulheres que vivem com o vírus VIH na área de estudo não possui materiais de qualidade.

O resultado da poupança mostrou que a maioria das mulheres seropositivas não tem um comportamento de poupança desenvolvido; e também, uma vez que são caracterizadas por baixos rendimentos e negócios pobres, as mulheres seropositivas não estão numa situação em que possam poupar mais dinheiro. Isto mostrou que a maioria dos inquiridos respondeu que as mulheres seropositivas poupam muito pouco dinheiro.

Recomendação do estudo

Com base nos resultados que foram analisados na secção "Resultados e conclusões", o investigador gostaria de apresentar a seguinte lista de recomendações:

Os resultados mostraram que a situação das mulheres seropositivas em termos de geração de rendimentos é muito baixa. Por conseguinte, as mulheres seropositivas devem participar em diferentes sectores de atividade que as ajudem a obter lucros, implementando o apoio que recebem da Mekdem Ethiopia.

A Mekdem Ethiopia deve prestar atenção ao acompanhamento do estado das mulheres seropositivas enquanto estas exercem a sua atividade.

Os resultados mostraram que o rendimento das mulheres seropositivas é muito baixo na área de estudo. Por conseguinte, as mulheres seropositivas devem organizar-se para obter crédito da sociedade de crédito e poupança de Oromia, a fim de resolver o seu problema financeiro.

Os resultados mostraram que a maior parte dos indivíduos seropositivos não possui qualquer tipo de ativo melhor do que a sua casa. Por conseguinte, as mulheres não devem desanimar por não disporem de materiais e devem ser corajosas, pois tê-los-ão se dedicarem mais atenção ao seu negócio.

Literatura citada

Chewe Luo (2000), Strategies for Prevention of Mother-to- Child Transmission of HIV, 8(16) Reproductive Health Matters 144

Debate 84 (1999), disponível em http://www.aidslaw.ca/ Maincontent/issues/testing/e-preg.pdf.

Elbo Noe (2009) Declaração Universal, supra nota 26, art. 3; Pacto sobre os Direitos Civis e Políticos, supra nota 26, art. 9.

Joan MacNeil (2005), Family Health International, Preventing Mother-to-Child Transmission of HIV) em http:// ioh11/ioho11-10.htm; Human Rights Watch, Policy Paralysis, nota 4 supra, em 75, 76.

Lawrence. Altman (2004), Drugs For HIV positive Mothers, N.Y. Times, 10 de fevereiro, em A22.

Marduba Solae (2007) Testes de VIH e Gravidez: Parâmetros médicos e legais da política

Maria de Bruyn, (2003) supra nota 1, em 29. Id. em 30. Health Canada, supra nota 37, em 84. UNAIDS/WHO Policy Statement on HIV Testing, supra nota 34 em 2.

Mudheno Bara (2002) UNAIDS & WHO, AIDS Epidemic Update December disponível em wad2004/report.html [a seguir UNAIDS & WHO, AIDS Epidemic Update]; Human Rights Watch, Policy Paralysis: A Call for Action on HIV/AIDSRelated Human

Shelley Clark (2004), Early Marriage and HIV Risks in Sub- Saharan Africa, 35(3) Studies in

Planeamento Familiar 149m); Lawrence K. Altman, HIV Risk Greater for Young

Valeriane Leroy (2001). Maternal PlasmaViral Load, Zidovudine, and Mother-to-Child Transmission of HIV-1 in Africa: DITRAME ANRS 049a Trial, 15 AIDS 517

APPENDIX I

QUESTIONÁRIOS

1. Indique, por favor, o tipo de empresa que está a gerir

Trabalhador diarista

Vendedor de rua

Fazer Injera

Fabrico de Katikala

Restaurante

2. Queira indicar, assinalando, o montante dos rendimentos que utilizou para iniciar a sua atividade.

200-400

401-600

601-800

801e acima

3. Por favor, assinale os materiais que possui em sua casa

Pratos normais

Cama

Televisão

Frigorífico

Sofá e estante standard

4. Por favor, assinale com um X a quantidade de dinheiro que poupa

Inferior a 1000

1000-2000

2001-3000

3001-4000

4001 e superior

Correlations

		BUSINESS TYPE	INCOME	ASET MATERIAL	SAVING
BUSINESS TYPE	Pearson Correlation	1	.861**	.546**	.606**
	Sig. (2-tailed)		.000	.000	.000
	N	50	50	50	50
INCOME	Pearson Correlation	.861**	1	.853**	.863**
	Sig. (2-tailed)	.000		.000	.000
	N	50	50	50	50
ASET MATERIAL	Pearson Correlation	.546**	.853**	1	.982**
	Sig. (2-tailed)	.000	.000		.000
	N	50	50	50	50
SAVING	Pearson Correlation	.606**	.863**	.982**	1
	Sig. (2-tailed)	.000	.000	.000	
	N	50	50	50	50

**. Correlation is significant at the 0.01 level (2-tailed).

Frequências

Statistics

		BUSINESS TYPE	INCOME	ASET MATERIAL	SAVING
N	Valid	50	50	50	50
	Missing	0	0	0	0
Mean		10.0000	10.0000	10.0000	10.0000
Std. Error of Mean		.32576	.62597	1.14642	1.09545
Median		10.0000	12.0000	6.0000	7.0000
Mode		7.00[a]	3.00[a]	2.00[a]	2.00[a]
Std. Deviation		2.30350	4.42627	8.10643	7.74597
Variance		5.306	19.592	65.714	60.000
Percentiles	100	13.0000	15.0000	22.0000	23.0000

a. Multiple modes exist. The smallest value is shown

ATITUDE DAS PESSOAS QUE VIVEM COM O VIH/SIDA EM RELAÇÃO À TERAPIA ANTI-RETROVIRAL

INTRODUÇÃO

Antecedentes do estudo

Os medicamentos anti-retrovirais são medicamentos para o tratamento da infeção por retrovírus, principalmente o VIH. Quando vários desses medicamentos, normalmente três ou quatro, são tomados em combinação, a abordagem é conhecida como **Terapia Antirretroviral Altamente Ativa**, ou **HAART**. Os Institutos Nacionais de Saúde americanos e outras organizações recomendam a oferta de tratamento antirretroviral a todos os doentes com SIDA. Devido à complexidade de selecionar e seguir um regime, à gravidade dos efeitos secundários e à importância da adesão para evitar a resistência viral, estas organizações sublinham a importância de envolver os doentes nas escolhas terapêuticas e recomendam a análise dos riscos e dos potenciais benefícios para os doentes com cargas virais baixas. Existem diferentes classes de medicamentos anti-retrovirais que actuam em diferentes fases do ciclo de vida do VIH. O estigma relacionado com o VIH/SIDA foi bem descrito como um obstáculo importante à adoção da prevenção do VIH e do teste do VIH (Kalichman & Simbayi 2003; Mschana 2006; Obermeyer & Osborn 2007), embora se saiba muito pouco sobre o estigma relacionado com a TAR. Estudos anteriores da Tanzânia relatam preocupações da comunidade sobre a transmissão intencional do VIH por parte de pacientes com TARV (Dybul, 2002). Alguns afirmam que a TAR pode resultar em comportamentos sexuais de risco entre as pessoas seropositivas (Gray et al. 2003), e a investigação na África do Sul identificou comportamentos de alto risco entre as pessoas seropositivas que têm conhecimento do seu estatuto de seropositividade (Eisele et al. 2008; Kalichman et al. 2009). Por outro lado, não existem provas provenientes de contextos de baixos rendimentos e elevada prevalência como a Tanzânia. A discriminação dos profissionais de saúde contra os pacientes seropositivos antes do lançamento do TARV foi estudada (Horsman & Sheeran 1995; Banteyerga et al. 2005; Letamo 2005; Reis et al. 2005). Embora alguns informantes da comunidade tenham expressado o receio de que o governo estivesse a aumentar o acesso ao TARV para aumentar a transmissão, em geral os informantes não infectados expressaram o desejo de que as autoridades tomassem medidas para acabar com comportamentos vingativos. Alguns sugeriram 'marcar' as pessoas que vivem com VIH para mostrarem abertamente o seu estado: Todas as pessoas infectadas pelo VIH poderiam ser marcadas de modo a não poderem infetar outras pessoas (Saitoh, 2005).

Enunciado dos problemas

As diretrizes para o tratamento com medicamentos anti-retrovirais têm mudado ao longo do tempo.

Antes de 1987, não havia medicamentos anti-retrovirais disponíveis e o tratamento consistia em tratar as complicações da imunodeficiência. Após a introdução dos medicamentos anti-retrovirais, a maioria dos clínicos concordou que os doentes seropositivos com contagens baixas de CD4 deviam ser tratados, mas não se chegou a um consenso quanto à necessidade de tratar os doentes com contagens elevadas de CD4. Em 1995, David Ho promoveu uma abordagem do tipo "bater forte, bater cedo" com tratamento agressivo com múltiplos anti-retrovirais no início do curso da infeção. Revisões posteriores observaram que esta abordagem de "bater forte, bater cedo" apresentava riscos significativos de aumento dos efeitos secundários e de desenvolvimento de resistência a múltiplos fármacos, pelo que esta abordagem foi largamente abandonada. O momento em que se deve iniciar a terapêutica continuou a ser um tema central de controvérsia na comunidade médica (Lori, 2005).

O desenvolvimento de um consenso estável é dificultado pela falta de estudos controlados aleatórios, com muitas diretrizes e declarações de consenso a basearem as suas recomendações em estudos observacionais. Mais recentemente, a tendência tem sido a favor do tratamento mais precoce dos doentes assintomáticos com VIH, estando em curso mais estudos que analisam vários regimes de tratamento. Existe um consenso entre os peritos de que, uma vez iniciada, a terapêutica antirretroviral nunca deve ser interrompida. Isto porque a pressão de seleção da supressão incompleta da replicação viral na presença da terapia medicamentosa faz com que as estirpes mais sensíveis aos medicamentos sejam inibidas seletivamente. Isto permite que as estirpes resistentes aos medicamentos se tornem dominantes. Isto, por sua vez, torna mais difícil tratar o indivíduo infetado, bem como qualquer outra pessoa que ele infecte (Coovadia, 2004). Isto leva-nos a colocar as seguintes questões de investigação:

1. Qual é a atitude das pessoas que vivem com o VIH em relação à TARV?
2. Qual é a situação da aplicação da TARV entre as PVVIH?
3. Existe uma relação entre a atitude das pessoas que vivem com o VIH e a aplicação do TARV?
4. Quais são as soluções sugeridas para os problemas prevalecentes das PVVS?

Objetivo do estudo

O objetivo geral do estudo é analisar a relação entre a atitude das pessoas que vivem com o VIH e a TARV. O objetivo específico era o seguinte:

1. Examinar a atitude das pessoas que vivem com o VIH em relação à TARV.
2. Avaliar a situação da aplicação da TARV entre as PVVIH.
3. Analisar a relação entre a atitude das pessoas que vivem com o VIH e a aplicação da TARV.
4. Identificar soluções sugeridas para os problemas prevalecentes das PVVS

Hipótese do estudo

Não existe qualquer relação entre a atitude das pessoas que vivem com o VIH e o TARV.

Importância do estudo

O resultado deste trabalho contribuirá muito para a sensibilização para as vantagens da utilização da TARV para os doentes com VIH/SIDA e dará informações aos profissionais de saúde sobre como chegar às pessoas que vivem com VIH. O estudo também servirá para outras pessoas que queiram fazer um estudo sobre um tópico relacionado.

Limitações do estudo

Este estudo limitou-se a problemas financeiros e outros problemas sociais, o que levou à obtenção de informações insuficientes sobre o que foi planeado pelo investigador (sobre as variáveis). O investigador resolveu o problema referido da seguinte forma: O primeiro é que o problema financeiro foi resolvido através da obtenção de ajuda de familiares e o problema social foi resolvido através da sensibilização das pessoas que vivem com o VIH para o facto de que expor-se era benéfico para elas, a fim de obterem TAR e terem uma vida longa com menos sofrimento.

Delimitação do estudo

Este estudo foi delimitado na análise da relação entre a Atitude das pessoas que vivem com o VIH e a TARV. O estudo foi delimitado à organização (OSSA) devido a constrangimentos de dinheiro, tempo e outros recursos.

REVISÃO DA LITERATURA RELACIONADA

Atitude das pessoas que vivem com o VIH

Até à data, 44% dos 6,7 milhões de pacientes infectados pelo VIH recebem tratamento antirretroviral (TARV) na África Subsariana, o que é inferior ao previsto (ONUSIDA 2009). A lenta adoção do TARV pode ser parcialmente explicada por sistemas de saúde fracos e deficiências de pessoal (Kober & Van Damme 2004; Ojikutu et al. 2008; Meena 2009). A prevalência do VIH na Tanzânia parece ter estabilizado em 6% em 2009 (ONUSIDA 2009), mas o recrutamento de pessoas que vivem com o VIH e que necessitam de cuidados de saúde para o VIH/SIDA continua a ser reduzido. Embora o TARV tenha sido oferecido em hospitais selecionados na Tanzânia desde o início de 2005, apenas 28% dos 373 000 adultos seropositivos estimados que necessitavam de tratamento o receberam em 2008 (UNGASS 2008). Quando se pretende aumentar o acesso ao TARV em ambientes com poucos recursos, é crucial compreender as barreiras que podem dificultar o ritmo e a sustentabilidade do aumento da provisão para os necessitados (Castro & Farmer 2005). Este estudo teve como objetivo explorar as atitudes, percepções e práticas dos profissionais de saúde, dos pacientes de TARV e dos membros da comunidade em relação aos cuidados de TARV, bem como as consequências sociais da implantação do TARV na Tanzânia rural (Dybul, 2002).

Estigma relacionado com o TARV na comunidade e risco sexual entre os pacientes do TARV Antes da era do TARV, presumia-se que uma pessoa com SIDA era facilmente identificável, por exemplo, por ter perdido peso, e diz-se que isto mudou significativamente com a entrada do TARV. As discussões dos grupos de centragem comunitários revelaram que tanto os informadores do sexo masculino como do sexo feminino acreditavam que os pacientes do TARV pareciam desonestamente saudáveis, e que o tratamento era possivelmente parte de um plano do governo para transmitir o VIH de forma secreta e intencional. Este fenómeno foi expresso durante as discussões dos grupos de centragem comunitários:... dar a ele/ela [TARV] um medicamento que o faz parecer saudável é para nos matar! Se calhar é o governo, se calhar é ideia deles. (DGF comunitário, informadora) . Eles próprios [as pessoas em TARV] dizem-nos, eles têm o seu ditado, 'Eu não posso ir sozinho, nós morremos juntos'. (DGF da comunidade, informador do sexo masculino) (Panacos, 2007).

Os profissionais de saúde acreditavam que o comportamento sexual de risco era um problema generalizado entre os seus pacientes em TARV e também entre os pacientes que ainda não estavam a receber TARV. Vários profissionais de saúde explicaram que, depois de iniciarem o TARV, os pacientes recuperavam a saúde e sentiam-se curados. Os profissionais de saúde sentiam que tinham um papel importante na orientação dos pacientes para que manifestassem comportamentos sexuais "saudáveis" e faziam esforços significativos para localizar os pacientes que alegadamente participavam em actividades de alto risco. Apesar dos esforços dos profissionais de saúde, alguns pacientes continuavam com actividades sexuais de risco. Como foi explicado durante um IDI com um funcionário de uma clínica de cuidados domiciliários (HBC) Há alguns dos nossos pacientes que transmitem ..., se ouvimos que alguém está a praticar esse tipo de comportamento, vamos a sua casa, educamos o paciente, mas mesmo assim alguns continuam a ter comportamentos de risco. Alguns doentes, quando vêem que ganharam peso, consideram-se curados. (IDIs, funcionário da clínica HBC) Abuso de poder dentro do sistema de cuidados de saúde - 'Interrogatório sem sentido' A dinâmica de poder entre o profissional de saúde e o paciente A quebra de confidencialidade foi generalizada entre os profissionais de saúde. Durante o trabalho de campo etnográfico, os profissionais de saúde dos centros de saúde locais foram observados a discutir sobre pacientes seropositivos com membros da comunidade, e os indivíduos seropositivos foram apontados para avisar as pessoas para não se envolverem com eles. Além disso, o abuso de poder foi revelado numa observação de um profissional de saúde que exigia subornos a um doente em troca da não revelação do seu estado serológico. A dinâmica de poder entre o profissional de saúde e o paciente parecia contribuir para um ceticismo geral em relação aos serviços de VIH entre os pacientes e na comunidade. Tropical Medicine and International Health volume 15 no 9 pp 1000-1007 september 2010 A. M. Agnarson et al. Challenges to ART scale-up 1004· (Darbyshire, 1995).

Em 2005, os Centros de Controlo e Prevenção de Doenças dos Estados Unidos recomendaram um regime de medicamentos para o VIH de 28 dias para as pessoas que foram expostas ao VIH (Profilaxia Pós-Exposição ao VIH [PEP]). As recomendações da OMS sobre o tratamento são que o mínimo que deve ser utilizado é a dupla NRTI durante 28 dias, com a terapia tripla (dupla NRTI mais um IP potenciado) a ser oferecida quando existe um risco de resistência. A eficácia desta intervenção nunca foi determinada com exatidão,[carece de fontes] mas a profilaxia pós-exposição é mais eficaz quando administrada mais cedo, embora não se considere eficaz se for administrada 72 horas após a exposição (Schmit, 1996).

A utilização de anti-retrovirais é igualmente recomendada para a prevenção da transmissão do VIH-1 de mãe para filho. O regime atualmente recomendado pela OMS é o seguinte: se a grávida ainda não precisar de iniciar a TAR por razões terapêuticas, deve iniciar a administração de Zidovudina (AZT) a partir das 28 semanas ou logo que possível depois disso, receber uma dose única de Nevirapina (NVP) quando entrar em trabalho de parto e receber AZT+3TC durante uma semana após o parto. Entretanto, independentemente de a mãe estar a fazer a TARV acima referida ou a TARV padrão, a criança deve receber uma dose única de Nevirapina imediatamente após o parto e Zidovudina diária até uma semana de idade. As medidas complementares que também podem ser utilizadas incluem a cesariana e a alimentação com fórmula; em alguns contextos, a combinação de todas estas medidas conseguiu reduzir o risco de infeção de 25% para cerca de 1% (Barr, 2008)

Respostas ao tratamento em adultos mais velhos

À medida que as pessoas envelhecem, os seus corpos não são capazes de reparar e reconstruir células, órgãos ou tecidos danificados tão rapidamente como os das pessoas mais jovens. Doenças como o VIH, que atacam e destroem as defesas do organismo, podem agravar este abrandamento e aumentar o risco de desenvolver problemas médicos adicionais, como diabetes e hipertensão arterial, e mais limitações físicas do que os adultos mais jovens com VIH. Nos primeiros anos da epidemia de VIH (antes da HAART), a saúde dos adultos mais velhos deteriorava-se mais rapidamente do que a dos indivíduos mais jovens - independentemente da contagem de CD4. Vários estudos revelaram que os adultos mais velhos tinham contagens de CD4 mais baixas no momento do diagnóstico, uma progressão mais rápida para um diagnóstico de SIDA, mais infecções oportunistas e uma taxa de sobrevivência mais curta do que os adultos mais jovens, independentemente da altura em que foram diagnosticados com VIH pela primeira vez (Darbyshire, 1995).

Estudos recentes concluíram que a idade de uma pessoa não interfere com a capacidade da HAART para reduzir a carga viral, mas pode haver diferenças entre pessoas mais jovens e mais velhas na forma como o sistema imunitário responde ao tratamento. Um estudo publicado na revista AIDS (2000) por Roberto Manfredi e Francesco Chiodo examinou o efeito da HAART em pessoas mais velhas (definidas como tendo 55 anos ou mais) em comparação com pessoas mais jovens (35 anos ou menos). O estudo incluiu 21 pessoas idosas (8 mulheres, 13 homens) e 84 pessoas mais jovens (29 mulheres, 55 homens). Os investigadores verificaram que ambos os grupos responderam à HAART, especialmente na redução da carga viral. No entanto, as contagens de CD4 não aumentaram tanto nas pessoas mais velhas em relação às mais jovens. Em média, as contagens de CD4 aumentaram de 212 para 289 nos adultos mais velhos após um ano de HAART. Durante o mesmo período, as contagens de CD4 aumentaram de 231 para 345 nas pessoas mais jovens (Coovadia, 2004)

Algumas pessoas podem ter uma contagem de CD4 muito baixa, apesar de terem uma carga viral indetetável[carece de fontes], o que pode estar relacionado com uma diminuição da atividade do timo (a glândula onde são produzidas as células CD4). Um estudo de 2001 sobre SIDA realizado por investigadores de Los Angeles incluiu 80 veteranos seropositivos (13 tinham mais de 55 anos e 67 eram mais jovens). Embora ambos os grupos de veteranos tenham apresentado reduções drásticas na carga viral após o início do tratamento, os investigadores encontraram diferenças significativas nos níveis de CD4 aos 3, 9, 15 e 18 meses. Após um ano de HAART, as contagens médias de CD4 aumentaram em 50 para os homens mais velhos, em comparação com aumentos de 100 para os mais jovens (Darbyshire, 1995).

Disponibilidade de ART

Desafios à expansão do TARV num distrito rural da Tanzânia: estigma e desconfiança entre os profissionais de saúde tanzanianos, pessoas vivendo com VIH e membros da comunidade Abela Mpobela Agnarsonl*, Honorati Masanja2, Anna Mia Ekstro'ml, Jaran Eriksenl, Go'ran Tomsonl e Anna Thorsonl Departamento de Ciências da Saúde Pública, Divisão de Saúde Global, Karolinska Institutet, Estocolmo, Suécia Ifakara Health Institute, Dar es Salaam, Tanzânia Resumo objetivo Explorar as atitudes, percepções e práticas dos profissionais de saúde, dos pacientes em tratamento antirretroviral (TARV) e dos membros da comunidade relativamente aos cuidados de TARV e às consequências sociais da implantação do TARV nas zonas rurais da Tanzânia. Métodos Realizámos discussões em grupos de discussão e entrevistas aprofundadas com profissionais de saúde, membros da comunidade, pacientes de TARV, líderes religiosos, bem como assistentes sociais. Resultados Encontrámos atitudes e percepções negativas generalizadas em relação aos cuidados TARV, aos testes de VIH e ao programa TARV, uma falta de confiança na sua sustentabilidade, bem como a falta de envolvimento da comunidade e dos profissionais de saúde no planeamento e tratamento do programa. Os indivíduos seropositivos em TARV relataram comportamentos de risco com o objetivo de se vingarem e eram temidos pelos membros da comunidade. Os nossos resultados sublinham a importância de envolver os profissionais de saúde e a comunidade a um nível elevado e o seu papel importante na promoção da confiança no programa de TARV. Há uma necessidade imensa de ajustar as intervenções centradas na redução do estigma na direção da expansão do TARV e de sensibilizar os pacientes do TARV para que compreendam como os comportamentos de risco afectam o seu bem-estar pessoal e a comunidade em geral. palavras-chave estigma relacionado com o TARV, profissionais de saúde, pessoas que vivem com o VIH, atitudes em relação aos pacientes do TARV, comportamento sexual, África Subsariana (Barr, 2008)

Os medicamentos anti-retrovirais (ARV) são geralmente classificados de acordo com a fase do ciclo de vida do retrovírus que o medicamento inibe. Os inibidores de entrada (ou inibidores de fusão) interferem com a ligação, a fusão e a entrada do VIH-1 na célula hospedeira, bloqueando um de vários alvos. O maraviroc e a enfuvirtida são os dois agentes desta classe atualmente disponíveis. Os antagonistas do recetor CCR5 são os primeiros medicamentos anti-retrovirais que não visam diretamente o vírus. Em vez disso, ligam-se ao recetor CCR5 na superfície da célula T e bloqueiam a ligação do vírus à célula. A maioria das estirpes de VIH liga-se às células T utilizando o recetor CCR5. Se o VIH não se conseguir ligar à célula, não consegue entrar para se replicar. Os inibidores nucleósidos e nucleótidos da transcriptase reversa (NRTI) inibem a transcrição reversa ao serem incorporados na cadeia de ADN viral recentemente sintetizada como um nucleótido defeituoso. Isto provoca uma reação química que resulta na terminação da cadeia de ADN. (Perelson, 1996).

Os inibidores não-nucleosídeos da transcriptase reversa (NNRTI) inibem a transcriptase reversa diretamente, ligando-se à enzima e interferindo com a sua função. Os inibidores da protease (IP) têm como alvo a montagem viral, inibindo a atividade da protease, uma enzima utilizada pelo VIH para clivar as proteínas nascentes para a montagem final de novos viriões. Os inibidores da integrase inibem a enzima integrase, que é responsável pela integração do ADN viral no ADN da célula infetada. Existem vários inibidores da integrase atualmente em ensaios clínicos, e o raltegravir foi o primeiro a receber a aprovação da FDA em outubro de 2007. Os inibidores da maturação inibem a última etapa do processamento do gag, na qual a poliproteína do capsídeo viral é clivada, bloqueando assim a conversão da poliproteína na proteína do capsídeo maduro (p24). Uma vez que estas partículas virais têm um núcleo defeituoso, os viriões libertados consistem principalmente em partículas não infecciosas. O interferão alfa é um agente desta classe atualmente disponível. Dois inibidores adicionais que estão a ser investigados são o bevirimat e o Vivecon. O ciclo de vida do VIH pode ser tão curto como cerca de 1,5 dias, desde a entrada do vírus numa célula, passando pela replicação, montagem e libertação de vírus adicionais, até à infeção de outras células[5]. O VIH carece de enzimas de revisão para corrigir os erros cometidos quando converte o seu ARN em ADN através da transcrição reversa. O seu curto ciclo de vida e a elevada taxa de erros fazem com que o vírus sofra mutações muito rapidamente, o que resulta numa elevada variabilidade genética do VIH. A maioria das mutações é inferior ao vírus parental (muitas vezes sem capacidade de reprodução) ou não traz qualquer vantagem, mas algumas delas têm uma superioridade de seleção natural em relação ao seu parental e podem permitir-lhes ultrapassar defesas como o sistema imunitário humano e os medicamentos anti-retrovirais. Quanto maior for o número de cópias activas do vírus, maior será a possibilidade de se criar uma cópia resistente aos medicamentos anti-retrovirais. Quando os medicamentos anti-retrovirais são utilizados de forma incorrecta, estas estirpes multirresistentes podem tornar-se os genótipos dominantes muito rapidamente. A utilização em série incorrecta dos inibidores da transcriptase reversa zidovudina, didanosina, zalcitabina, estavudina e lamivudina pode levar ao desenvolvimento de mutações multirresistentes (Harrington , 2000).

A terapia antirretroviral combinada defende-se contra a resistência suprimindo a replicação do VIH tanto quanto possível. As combinações de anti-retrovirais criam múltiplos obstáculos à replicação do VIH para manter o número de descendentes baixo e reduzir a possibilidade de uma mutação superior. Se surgir uma mutação que transmita resistência a um dos medicamentos que estão a ser tomados, os outros medicamentos continuam a suprimir a reprodução dessa mutação. Com raras excepções, nenhum medicamento antirretroviral individual demonstrou suprimir uma infeção por VIH durante muito tempo; estes agentes têm de ser tomados em combinações para terem um efeito duradouro. Por conseguinte, o padrão de tratamento é a utilização de combinações de medicamentos anti-retrovirais. As combinações incluem geralmente dois ITRN análogos de nucleósidos e um ITRN não análogo de nucleósidos ou inibidor da protease. Esta combinação de três medicamentos é normalmente conhecida como cocktail triplo. As combinações de anti-retrovirais estão sujeitas a sinergias positivas e negativas, o que limita o número de combinações úteis. Nos últimos anos, as empresas farmacêuticas têm trabalhado em conjunto para combinar estes regimes complexos em fórmulas mais simples, denominadas combinações de dose fixa. Por exemplo, dois comprimidos contendo dois ou três medicamentos cada um podem ser tomados duas vezes por dia. Isto aumenta consideravelmente a facilidade com que podem ser tomados, o que, por sua vez, aumenta a adesão e, consequentemente, a sua eficácia a longo prazo. A falta de adesão é uma causa de desenvolvimento de resistência em doentes com experiência em medicação. Os doentes que mantêm uma terapia adequada podem permanecer num regime sem desenvolver resistência. Este facto aumenta consideravelmente a esperança de vida e deixa mais medicamentos disponíveis para o indivíduo em caso de necessidade (Groopman, 1990).

Resumo da revisão da literatura relacionada

Este estudo encontrou atitudes e percepções geralmente negativas sobre os cuidados de TAR na cidade de Hosana, uma falta de envolvimento da comunidade e dos profissionais de saúde no planeamento e tratamento do programa e um estigma relacionado com a TAR que aumentou a alienação das pessoas que vivem com o VIH. A utilização da TAR também parece ter contribuído para um aumento da assunção de riscos sexuais. Além disso, encontrámos uma má relação entre o prestador de cuidados de saúde e o paciente, que incluía violações da confidencialidade por parte do pessoal de saúde e atitudes pessimistas em relação ao teste do VIH. No entanto, este estudo também revelou resultados encorajadores em relação ao aumento do acesso à TARV como incentivo ao teste do VIH e aos profissionais de saúde dedicados à prevenção de comportamentos de risco.

METODOLOGIA

Quadro teórico/concetual

Estigma relacionado com o TARV na comunidade e risco sexual entre os pacientes do TARV Antes da era do TARV, presumia-se que uma pessoa com SIDA era facilmente identificável, por exemplo, por ter perdido peso, e diz-se que isto mudou significativamente com a entrada do TARV. As discussões dos grupos de centragem da comunidade revelaram que tanto os informadores do sexo masculino como do sexo feminino acreditavam que os pacientes com TAR tinham um aspeto desonesto e saudável, e que o tratamento fazia possivelmente parte de um plano do governo para transmitir o VIH de forma secreta e intencional. Explorar as atitudes, as percepções e as práticas dos profissionais de saúde, dos pacientes em tratamento antirretroviral (TARV) e dos membros da comunidade no que respeita aos cuidados de TARV e às consequências sociais da implantação do TARV nas zonas rurais. Este objetivo será representado graficamente da seguinte forma:

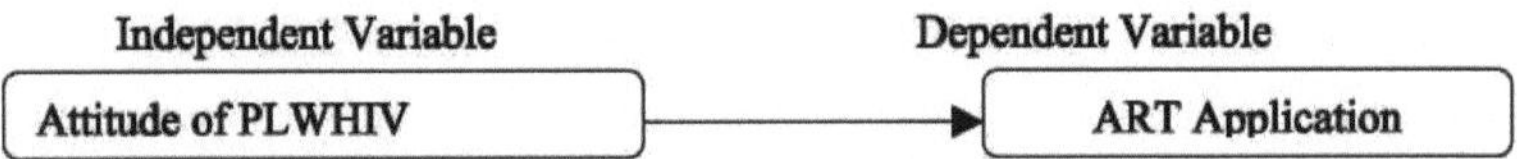

Figura A: Mostra a relação teórica da variável

Operacionalização

Atitude de PVHIV

Isto é definido em termos da perceção das PVVS sobre a aplicação do TARV. Será medida utilizando a Escala de Likert de Rensis da seguinte forma:

Escala	Atitude das PVVS	1	2	3	4	5
		SDA	DA	MA	A	SA
i	Iniciar o ART torna a vida de um indivíduo muito curta					
ii	A partir de ART é necessário alimentar com alimentos					

	dietéticos					
iii	O arranque do ART vai perder a energia					
iv	O arranque do TAR leva à perda de espera					
v	Para iniciar o ART, é necessário sair do emprego					

Tabela 1. Operacionalização da Atitude

Aplicação ART

É definido como o momento em que o indivíduo seropositivo inicia a TARV depois de informados de que o vírus VIH se encontra no seu sangue. A medição será efectuada da seguinte forma:

Escala	Aplicação ART	Descrição
1	Após um ano	Prazo de candidatura muito curto
2	1-2 anos	Período de candidatura antecipada
3	2-3 anos	Tempo de aplicação moderado
4	3-4 anos	Prazo de candidatura tardio
5	5-6 anos	Prazo de candidatura muito tardio

Tabela 2: Operacionalização da aplicação do ART

Local do estudo

O estudo será efectuado na zona de Hadiya, cidade de Hossana, na organização OSSA. A cidade de Hossana fica a 230 km da capital da Etiópia. Tem cerca de 90 000 habitantes (49,6% do sexo masculino e 50,4% do sexo feminino), de acordo com a informação do município de Hossana. Uma vez que se trata de uma cidade zonal, nela residem diferentes grupos étnicos e existem diferentes ONG nesta cidade, incluindo a OSSA.

Conceção da investigação

A investigação seguiu um modelo estatístico correlacional. Envolveu a abordagem quantitativa e os dados quantitativos primários foram recolhidos e analisados, enquanto alguns dados qualitativos foram recolhidos.

Métodos de recolha de dados

Instrumentação

A informação foi recolhida através da administração de questionários a indivíduos. Além disso, foi necessário analisar fontes secundárias, tais como documentos, relatórios progressivos, inquéritos anteriores e outros dados pertinentes recolhidos pelo Governo e pelas ONG. As questões levantadas foram discutidas com os principais informadores. O investigador estabeleceu uma boa interação com os entrevistados, bem como com outros membros da comunidade, para aumentar a sua participação no estudo de investigação.

Processo de amostragem

Foi utilizada uma amostra aleatória simples para proporcionar oportunidades iguais para a amostra que representa a população em geral. A dimensão total da amostragem deste inquérito foi de 56 membros de um total de 560 membros.

Métodos de análise de dados

Os dados foram analisados de acordo com cada um dos objectivos, como se segue.

1 Os objectivos um e dois foram analisados utilizando estatísticas descritivas, tais como percentagens, média e desvio padrão.

2. O terceiro objetivo foi analisado através de estatísticas co-relativas

Considerações sociais e éticas

Desde a visita à área de estudo até à conclusão do mesmo, o investigador manteve uma boa relação com os membros da comunidade no estudo, o que foi feito, em primeiro lugar, respeitando cada indivíduo que apoiou o investigador dando informações e actuando localmente. O investigador não fez nada que violasse a sua cultura e normas.

RESULTADO E CONSTATAÇÃO

O principal objetivo do estudo é analisar a relação entre a atitude das pessoas que vivem com o VIH e a aplicação da TARV. Esta análise será efectuada da seguinte forma **Atitude das PVHIV**

A atitude das PVVS é apresentada no quadro 3. Com base nos resultados apresentados, 17(30,36%) dos inquiridos responderam que têm uma atitude muito negativa em relação à aplicação do TARV; seguidos de 13(23,21%) dos inquiridos que têm uma atitude negativa. 11(19,64%) dos inquiridos responderam que têm uma atitude moderada em relação à aplicação do ART. 10(17,86%) dos inquiridos também responderam que têm uma atitude positiva em relação à aplicação do ART. Apenas 5 (8,93%) dos inquiridos responderam que têm uma atitude muito positiva em relação à aplicação do ART.

Isto significa que a maior percentagem de inquiridos respondeu que tem uma atitude negativa em relação à aplicação do TARV. O que significa que a situação da aplicação do TARV no caso da atenção às PVVHIV é muito má.

Isto mostrou que as PVVS e as pessoas que precisam de iniciar a TAR não estão dispostas a iniciar a medicação devido à sua atitude negativa em relação à TAR. Isto também demonstrou que, por se negarem a iniciar a TAR, a maioria dos indivíduos seropositivos não conseguirá manter a sua vida com o VIH.

Escala	**Atitude das PVVS**	**Resp.**	**%**	**Descrição**
1	Discordo totalmente	5	8.93	Atitude muito positiva
2	Não concordo	10	17.86	Atitude positiva
3	Concordo moderadamente	11	19.64	Atitude moderadamente positiva
4	De acordo	13	23.21	Atitude negativa
5	Concordo totalmente	17	30.36	Atitude muito negativa
Total		56	100	

Quadro 3. Atitude

Aplicação ART

A aplicação do ART é apresentada na tabela 4. Com base no resultado apresentado, 22(39,29%) dos inquiridos responderam que aplicam o ART muito tarde; seguidos de 10(17,85%) dos inquiridos que aplicaram o ART tarde. 9(16,07%) dos inquiridos responderam que aplicam o ART em tempo moderado. 8(14,29%) dos inquiridos responderam que iniciaram o TARV precocemente. Apenas 7 (12,5%) dos inquiridos responderam que o fazem muito cedo.

Isto significa que a maior percentagem de inquiridos respondeu que faz o pedido muito tarde. O que significa que as PVVS não estão a iniciar o tratamento antiretroviral a tempo.

Isto mostra que, devido à sua posição negativa em relação à afirmação Atitudes, não puderam iniciar o tratamento antiretroviral a tempo. Isto leva a que as PVVS sofram muito tempo para ganhar resistência ao tratamento antiretroviral, porque o seu corpo perde mais energia, uma vez que o início do tratamento é demasiado tardio.

Escala	**Aplicação ART**	**Resp.**	**%**	**Descrição**
1	Após um ano	7	12.5	Prazo de candidatura muito curto

2	1-2 anos	8	14.29	Período de candidatura antecipada
3	2-3 anos	9	16.07	Tempo de aplicação moderado
4	3-4 anos	10	17.85	Prazo de candidatura tardio
5	5-6 anos	22	39.29	Prazo de candidatura muito tardio
Total		56	100	

Quadro 4: Aplicação do ART

Relação entre variáveis independentes e dependentes

A relação entre a atitude das PVVS e a aplicação da TARV é a parte principal e básica do estudo. A tabela seguinte apresenta a correlação de Pearson das variáveis:

Variável independente	**Variável independente**
	Aplicação ART
Atitude da PLWHI	.842**

**. A correlação é significativa ao nível de 0,01 (bicaudal)

A estatística que foi utilizada para correlacionar os dados é a Pearson. O número positivo (.842**) mostra que existe uma relação direta entre as variáveis independentes e dependentes (Atitude das PVVS e aplicação da TARV).

Isto significa que quando existe uma atitude positiva entre os indivíduos seropositivos, haverá uma melhor compreensão e um pensamento positivo sobre a aplicação da TAR.

Avaliação da hipótese

Com base na análise da relação feita no objetivo três, indica que as variáveis independentes e dependentes têm uma relação direta. Por conseguinte, rejeita-se a hipótese de que não existe relação entre a atitude das PVVS e a aplicação do TARV. Porque existe uma relação direta entre a Atitude das PVVS e a aplicação do TARV.

RESUMO, CONCLUSÃO E RECOMENDAÇÃO

Resumo do estudo

Em resumo, a atitude das PVVS é apresentada no quadro 3. Com base nos resultados apresentados, 17 (30,36%) dos inquiridos responderam que têm uma atitude muito negativa em relação à aplicação do TARV. Apenas 5 (8,93%) dos inquiridos responderam que têm uma atitude muito positiva em relação à aplicação do TARV. O que significa que a situação da aplicação do TARV no caso da atenção às PVVHIV é muito má.

A aplicação do ART é apresentada na tabela 4. Com base no resultado apresentado, 22 (39,29%) dos inquiridos responderam que aplicam o ART muito tarde. Apenas 7 (12,5%) dos inquiridos responderam que estão a aplicar muito cedo. O que significa que as PVVS não estão a iniciar o tratamento antiretroviral a tempo.

Conclusão do estudo

O resultado da atitude das PVVS mostrou que as PVVS e as pessoas que precisam de iniciar a TARV não estão dispostas a iniciar a medicação devido à sua atitude negativa em relação à TARV. Isto também mostra que, por se negarem a iniciar a TARV, a maioria dos indivíduos seropositivos não conseguirá manter a sua vida com o VIH. Isto significa que a maior percentagem de inquiridos respondeu que tem uma atitude negativa em relação à aplicação da TARV.

Os resultados da aplicação do TARV mostraram que, devido à sua posição negativa em relação à afirmação Atitudes, não puderam iniciar o tratamento TARV a tempo. Isto faz com que as PVVH sofram muito tempo para ganhar resistência ao tratamento antiretroviral, porque o seu corpo perde mais energia, uma vez que o início do tratamento é demasiado tardio. Isto significa que a maior percentagem de inquiridos respondeu que se candidatou muito tarde.

Recomendação do estudo

Os resultados da atitude das PVVS em relação à TAR revelaram que têm uma atitude muito negativa. Por conseguinte, uma vez que não existe nenhum meio de curar o VIH a não ser a TARV, as PVV devem desenvolver uma atitude positiva para iniciar o tratamento com a TARV.

Os profissionais de saúde devem incluir a importância da TAR durante o aconselhamento das PVV, para que estas tenham coragem suficiente para iniciar o tratamento com a TAR.

Os resultados da aplicação da TARV mostraram que o maior número de PVVHIV começa muito tarde. Por conseguinte, uma vez que o tratamento TARV funciona em vez dos anticorpos que ficam fracos devido ao vírus VIH, para recuperar e sobreviver à exposição a diferentes doenças, as PVV devem iniciar o tratamento TARV atempadamente.

Os profissionais de saúde devem estudar a forma de chegar aos diferentes indivíduos seropositivos, para que estes possam ter conhecimento do momento em que devem iniciar o tratamento antiretroviral.

LITERATURA CITADA

Barr Bushman (2008). Hope, Thomas J.. ed. "The interferon response inhibits HIV produção de partículas por indução de TRIM22". PLoS Pathog.

Coovadia Hnand (2004). "Agentes anti-retrovirais - qual a melhor forma de proteger os bebés do VIH e salvar as suas mães da SIDA". N. Engl. J. Med. **351**

Darbyshire, Joe. (1995). "Perspectivas na terapia medicamentosa da infeção pelo VIH". Drugs **49 Suppl** 1: 13; discussão

Dybul Fauci (2002). AS, Bartlett JG, Kaplan JE, Pau AK; Panel on Clinical Practices for Treatment of HIV "Guidelines for using antiretroviral agents among HIV infected adults and adolescents". Ann. Intern. Med.

Groopman, Jean (1990). "Intolerância à zidovudina". Revisões de doenças infecciosas **12 Suppl** 5: S500-6. PMID 2201071.

Harrington Carpenter, (2000). "Atingir o VIH-1 com força, mas apenas quando necessário". The Lancet

Lori, Foli, (2005). "Supressão óptima da replicação do VIH por hidroxiureia de baixa dose através da combinação de mecanismos antivirais e citostáticos ('virostáticos')". SIDA (Londres, Inglaterra) **19** (11): 1173-1181. PMID 15990570. editar

Panacos Pharmaceuticals (2007). "Ensaio clínico: Estudo de Fase 2 de Segurança e Eficácia de Monoterapia funcional com Bevirimat em doentes com VIH experientes no tratamento durante 2 Semanas*". ClinicalTrials.gov. Recuperado em -08-28.

Perelson Leonard (1996). "Dinâmica do HIV-1 in vivo: taxa de eliminação de viriões, tempo de vida das células infectadas e tempo de geração viral".

Saitoh Spector (agosto de 2005). "Mielomeningocele em um bebê com exposição intrauterina ao efavirenz". J Perinatol

Schmit, Remoortel, (1996). "Resistência múltipla a análogos de nucleósidos e inibidores não nucleósidos da transcriptase reversa numa estirpe de doente do vírus da imunodeficiência humana tipo 1 com replicação eficiente". Jornal de doenças infecciosas

APPENDIX I

QUESTIONÁRIOS

1. Por favor, assinale com um X a sua perceção das ARTE

Atitude das PVHIV	**1**	**2**	**3**	**4**	**5**
	SDA	**DA**	**MA**	**A**	**SA**
Iniciar o ART torna a vida de um indivíduo muito curta					
A partir de ART é necessário alimentar com alimentos dietéticos					
O arranque do ART vai perder a energia					
O arranque do TAR leva à perda de espera					
Para iniciar o ART, é necessário sair do emprego					

2. Indicar, assinalando, o estado do pedido de ART de entre as seguintes alternativas

Após um ano

1-2 anos

2-3 anos

3-4 anos

5-6 anos

Apêndice II

nKSÖÃp

1. kØKA "K<ƒ¬eØ eK Ÿ›?‹ ›Ã y= Ò`¾T>•\ c- ‹ KAƒ" Ó"³u? Ád¿

Ÿ›?‹ ›Ã y= Ò`¾T>•\ c- ‹ Ó"³u?	1	2	3	4	5
	ωM	›M	uŸ	Ã	uÃ
¾›?Ée SÉH'>ƒSËS `°ÉT@" Ãk"dM					
¾›?Ée SÉH'>ƒKSËS `Ø\ UÓw SwLƒÁeðMÒM					
¾›?Ée SÉH'>ƒKSËS `Ñ<Muƒ" Ãk"XM					
¾›?Ée SÉH'>ƒKSËS `¡wÅƒ" Ãk"dM					
¾›?Ée SÉH'>ƒKSËS `e^TqU" ÃÖÃnM					

2. u ›?‹ ›Ã y= SÁµ" "¨1 Ÿ e"ƒÓ²? u L '¬ SÉH'>ƒS¬cÉ
   ¾ ËS\ƒ

______Ÿ›"É ¯Sƒu L

______1-2 ¯Sƒ

______2-3 ¯Sƒ

______3-4 ¯Sƒ

______5-6 ¯Sƒ

Apêndice III

Escala	Atitude do PVHIV	1	2	3	4	5
		SDA	DA	MA	A	SA
i	Iniciar o ART torna a vida de um indivíduo muito curta	1	2	3	3	6
ii	A partir de ART é necessário alimentar com alimentos dietéticos	1	2	2	2	4
iii	O arranque do ART vai perder a energia	1	2	2	2	3
iv	O arranque do TAR leva à perda de espera	1	2	2	4	2

v	Para iniciar o ART, é necessário sair do emprego	1	2	2	2	2
Inquiridos		5	10	11	13	17
Percentagem		8.93	17.86	19.64	23.21	30.36

Apêndice IV

Correlations

		ATTITUDE OF PEOPLE LIVING WITH HIV	ART APPLICATION
ATTITUDE OF PEOPLE LIVING WITH HIV	Pearson Correlation	1	.842**
	Sig. (2-tailed)		.000
	N	56	56
ART APPLICATION	Pearson Correlation	.842**	1
	Sig. (2-tailed)	.000	
	N	56	56

**. Correlation is significant at the 0.01 level (2-tailed).

Statistics

		ATTITUDE OF PEOPLE LIVING WITHHIV	ART APPLICATION
N	Valid	56	56
	Missing	136	136

RELAÇÃO DA COMUNIDADE COM UM INDIVÍDUO SEROPOSITIVO

Por: Sirika Bekele Terfassa

INTRODUÇÃO

Antecedentes do estudo

O estigma e a discriminação em relação à SIDA existem em todo o mundo, embora se manifestem de forma diferente consoante os países, as comunidades, os grupos religiosos e os indivíduos. Ocorrem a par de outras formas de estigma e discriminação, como o racismo, a homofobia ou a misoginia, e podem ser dirigidos às pessoas envolvidas em actividades consideradas socialmente inaceitáveis, como a prostituição ou o consumo de drogas. O estigma não só torna mais difícil para as pessoas que tentam aceitar o VIH e gerir a sua doença a nível pessoal, como também interfere com as tentativas de combater a epidemia de SIDA no seu conjunto. A nível nacional, o estigma associado ao VIH pode dissuadir os governos de tomarem medidas rápidas e eficazes contra a epidemia, enquanto a nível pessoal pode tornar as pessoas relutantes em aceder ao teste do VIH, ao tratamento e aos cuidados. "O estigma continua a ser o obstáculo mais importante à ação pública. É uma das principais razões pelas quais demasiadas pessoas têm medo de consultar um médico para saber se têm a doença ou para procurar tratamento, caso tenham. Contribui para fazer da SIDA o assassino silencioso, porque as pessoas receiam a vergonha social de falar sobre a doença ou de tomar precauções facilmente disponíveis. O estigma é uma das principais razões pelas quais a epidemia de SIDA continua a devastar as sociedades em todo o mundo." (Brunton, 1997).

Em 1987, o falecido Jonathan Mann, então diretor do Programa Global da OMS sobre a SIDA, identificou três fases da epidemia de VIH/SIDA: a epidemia de VIH, a epidemia de SIDA e a epidemia de estigma, discriminação e negação. Ele observou que a terceira fase é "tão central para o desafio global da SIDA como a própria doença" (Mann 1987). Apesar dos esforços internacionais para combater o VIH/SIDA desde então, o estigma e a discriminação (S&D) continuam a ser dos aspectos mais mal compreendidos da epidemia. Ainda em 2000, Peter Piot, diretor executivo da UNAIDS, identificou o estigma como um "desafio contínuo" que impede uma ação concertada a nível comunitário, nacional e global.

Declaração do problema

O estigma e a discriminação relacionados com o VIH/SIDA (estigma da SIDA) minam os esforços de saúde pública para combater a epidemia. O estigma da SIDA afecta negativamente os comportamentos preventivos, tais como a utilização de preservativos, o comportamento de procura de testes de VIH, o comportamento de procura de cuidados após o diagnóstico, a qualidade dos cuidados prestados aos doentes seropositivos, e a perceção e tratamento das PVHS pelas comunidades, famílias e parceiros (Gerbert et al. 1991; Herek 1990; Herek e Glunt 1988). Um dos elementos mais surpreendentes do estigma da SIDA é a sua natureza omnipresente, mesmo nos casos em que a epidemia está generalizada e afecta tantas pessoas, como na África Subsariana. Por conseguinte, como muitos na comunidade do VIH/SIDA notam, diminuir o estigma da SIDA é um passo vital para travar a epidemia (Cameron 2000; Goldin 1994; Malcolm et al. 1998; ONUSIDA 2000b). Dada esta situação, é fundamental que sejam identificadas e implementadas intervenções que reduzam eficazmente o estigma da SIDA. (Goffman, 1963)

As políticas e os programas de VIH/SIDA podem contribuir inadvertidamente para a estigmatização e a discriminação, diferenciando entre a "população em geral" e as "populações de alto risco", dando prioridade a acções para evitar que o VIH se espalhe para a primeira a partir da segunda. Esta abordagem é muitas vezes justificada em termos de evitar a estigmatização das "populações de alto risco", uma vez que se acredita que visar essas populações reforça a associação do VIH/SIDA com grupos marginalizados. No entanto, concentrar-se em programas para a "população em geral" pode também reforçar a perceção de que é menos importante proteger as populações que praticam comportamentos de "alto risco" do que a população em geral "inocente e desprevenida". Pode também resultar em discriminação contra grupos marginalizados, uma vez que os que correm maior risco não recebem os recursos de que necessitam. Além disso, em alguns contextos, a atribuição de recursos com base na aceitabilidade e não na necessidade pode ser uma política deliberada, devido ao racismo, à homofobia ou a atitudes negativas em relação a grupos marginalizados. Isto leva-nos a colocar as seguintes questões de investigação.

1. Qual é o nível de relação da comunidade com o VIH/SIDA em termos de comunicação e partilha de materiais?

2. Qual é a situação dos indivíduos seropositivos em termos de participação?

3. Existe uma relação entre a perceção da comunidade e o indivíduo seropositivo na cidade de Ars i Negele?

Objetivo do estudo

O objetivo geral do estudo é analisar a relação entre a relação comunitária e o indivíduo seropositivo na cidade de Arsi Negele. Os objectivos específicos são os seguintes

1. Identificar o nível de relação comunitária em termos de comunicação e partilha de materiais.

2. Avaliar a situação dos indivíduos seropositivos em termos de participação.

3. Analisar a relação entre a perceção da comunidade e o indivíduo seropositivo na cidade de Ars i Negele.

Hipótese do estudo

Não existe qualquer relação entre a relação com a comunidade e o indivíduo seropositivo na cidade de Ars i Negele.

Importância do estudo

Este trabalho contribuirá significativamente para avaliar a perceção da comunidade em relação ao indivíduo seropositivo. Isto desempenhará um papel importante na avaliação das lacunas e na formulação de recomendações, para que o estado psicológico do indivíduo seropositivo se sinta livre e confiante em relação ao estado da comunidade. Este estudo também actualizará a informação que o gabinete do woreda tem sobre o VIH/SIDA. Também ajudará outros investigadores a utilizar o resultado dos dados como referência.

Limitações do estudo

O investigador deparou-se com alguns problemas que irão desafiar criticamente o trabalho de investigação. Estes problemas podem ser de ordem financeira e de materiais de referência. O investigador ultrapassou estes problemas lidando com cada um deles de acordo com as caraterísticas do problema, quer se trate de problemas financeiros ou materiais. O caso financeiro será resolvido através da obtenção de mais fundos junto da família.

Delimitação do estudo

Este estudo foi delimitado para analisar a relação entre a relação comunitária e o indivíduo seropositivo na cidade de Arsi Negele.

REVISÃO DA LITERATURA RELACIONADA

Atitude comunitária

Em sociedades com sistemas culturais que colocam maior ênfase no individualismo, o VIH/SIDA pode ser visto como o resultado de irresponsabilidade pessoal, e assim os indivíduos são culpados por contraírem a infeção. Em contrapartida, nas sociedades em que os sistemas culturais dão maior ênfase ao coletivismo, o VIH/SIDA pode ser entendido como uma vergonha para a família e para a comunidade (Panos 1990; Warwick et al. 1998). O tipo de sistema cultural e onde se encaixa ao longo do continuum de individualismo e coletivismo influenciará, portanto, as formas como as comunidades respondem ao VIH/SIDA e as formas como os S&D se manifestam (Esters, 1998).

As crenças e explicações culturais locais sobre a doença e as causas da doença também podem contribuir para a S&D relacionada com o VIH/SIDA. Por exemplo, quando se acredita que a doença é o resultado de um comportamento "imoral" ou "impróprio", o VIH/SIDA pode reforçar o estigma pré-existente daqueles cujo comportamento é considerado "desviante" (Warwick et al. 1998). A D&D relacionada com o VIH/SIDA nas famílias e nas comunidades manifesta-se geralmente sob a forma de culpa, bode expiatório e castigo. As comunidades muitas vezes evitam ou fofocam sobre as pessoas que se considera terem VIH ou SIDA. Em casos mais extremos, tem assumido a forma de violência (Nardi e Bolton1991). Por exemplo, há relatos de muitos países de ataques a homens que se presume serem homossexuais, de violência contra trabalhadores do sexo e crianças de rua no Brasil, e de homicídios relacionados com o VIH/SIDA na Colômbia, Índia, Etiópia, África do Sul e Tailândia (Bean, 1989) "

Nos indivíduos, a forma como os S&D relacionados com o VIH/SIDA se manifestam depende do apoio familiar e social e do grau em que as pessoas são capazes de se abrir sobre questões como a sua sexualidade e o seu estado serológico. Em contextos em que o VIH/SIDA é altamente estigmatizado, o medo da S&D relacionada com o VIH/SIDA pode fazer com que os indivíduos se isolem ao ponto de já não se sentirem parte da sociedade civil e não conseguirem ter acesso aos serviços e apoio de que necessitam (Daniel e Parker 1993). A isto chama-se estigma internalizado (Allport, 2005)

Em casos extremos, isto levou à morte prematura por suicídio (Gilmore e Somerville 1994; Hasan, Farag, e Elkerdawi 1994). Mesmo quando existem leis para proteger os direitos e a confidencialidade das PVVS, poucos indivíduos estão dispostos a litigar por receio de que isso resulte na revelação da sua identidade e do seu estado de VIH. Dadas as reacções negativas generalizadas da comunidade e da família, muitas pessoas optam por não saber ou revelar o seu estado serológico. Os indivíduos que já são marginalizados podem recear reacções negativas ou hostis por parte de outros, independentemente do seu serostatus, o que reflecte a interação entre as fontes de S&D relacionadas com o VIH/SIDA e as já existentes. (Brunton, 1997).

O medo de contar à família sobre a sua homossexualidade foi citado por homens seropositivos no México e no Brasil como sendo igual ao medo de revelar o seu serostatus. Medos semelhantes foram relatados numa série de países por trabalhadores do sexo e utilizadores de drogas injectáveis (Castro et al. 1998a; Castro et al. 1998b; Terto 1999). Mesmo quando a reação da família é positiva, o receio de estigmatização e discriminação por parte da comunidade pode significar que o estatuto serológico de um indivíduo não é revelado fora de casa. Nas sociedades ocidentais, os sistemas de conhecimento locais podem desempenhar a mesma função a um nível mais localizado. Do mesmo modo, os conceitos de violência simbólica e hegemonia realçam o papel da estigmatização no estabelecimento da ordem e do controlo sociais, e identificam a estigmatização como parte da luta social pelo poder. A violência simbólica é um processo em que as palavras, imagens e práticas promovem os interesses dos grupos dominantes (Bourdieu 1977; Bourdieu 1984; Bourdieu e Passeron 1977), e a hegemonia é conseguida através da utilização de forças políticas, sociais e culturais para promover significados e valores dominantes que legitimam estruturas sociais desiguais; Williams 1982). Assim, todos os significados e práticas culturais incorporam interesses e são utilizados para reforçar as distinções sociais entre indivíduos, grupos e instituições. As análises sociológicas da discriminação também são úteis porque enfatizam os aspectos estruturais da discriminação e "concentram-se em padrões de dominação e opressão, vistos como expressões de uma luta pelo poder e pelo privilégio" (Goffman, 1963)

Goffman (1963) define o estigma como um atributo indesejável ou desacreditado que um indivíduo possui, reduzindo assim o seu estatuto aos olhos da sociedade. O estigma pode resultar de uma caraterística particular, como uma deformidade física, ou pode resultar de atitudes negativas relativamente ao comportamento de um grupo, como os homossexuais ou as prostitutas. Segundo a definição de Goffmarts, a estigmatização é a rotulagem social de um indivíduo ou grupo como diferente ou desviante. Vários autores dividem o estigma em estigma sentido ou percepcionado e estigma decretado. O estigma sentido refere-se ao medo real ou imaginário das atitudes sociais e da potencial discriminação decorrente de um determinado atributo indesejável, de uma doença (como o VIH) ou da associação a um determinado grupo. Por exemplo, um indivíduo pode negar o seu risco de contrair o VIH, recusar-se a usar preservativos ou recusar-se a revelar o seu estado de VIH por receio das possíveis reacções negativas da família, dos amigos e da comunidade. O estigma decretado, por outro lado, refere-se à experiência real de discriminação. Por exemplo, a revelação do estado seropositivo de um indivíduo pode levar à perda de um emprego, de benefícios de saúde ou ao ostracismo social. O estigma sentido pode ser visto como uma estratégia de sobrevivência para limitar a ocorrência do estigma decretado, como quando alguém nega o seu risco de infeção ou não revela o seu estatuto de seropositivo para evitar ser ostracizado (Goldin, 1994).

A pandemia do VIH/SIDA tem suscitado uma vasta gama de reacções por parte dos indivíduos, das comunidades e até das nações, desde a simpatia e a preocupação até ao silêncio, à negação, ao medo, à raiva e até à violência. O estigma é um fator importante no tipo e na magnitude das reacções a esta epidemia (Malcolm et al 1998). Sabemos muito menos sobre o nível e as razões do silêncio e da negação do que sobre as reacções violentas, hostis ou isolacionistas. Os danos físicos infligidos às PVVS têm sido documentados nos Estados Unidos e em numerosos relatórios de países em desenvolvimento. Provavelmente, um dos acontecimentos mais publicitados ocorreu numa cidade de Durban, em 1998, quando Gugu Dlamini, uma ativista contra a SIDA, foi morta por membros da sua comunidade por ter revelado abertamente o seu estado de VIH. Embora este não seja um acontecimento isolado, realça as potenciais consequências do estigma da SIDA e aponta para o nível de envolvimento coletivo e comunitário, bem como individual, necessário para reduzir o estigma. Os indivíduos que têm atitudes negativas ou que adoptam comportamentos estigmatizantes ou discriminatórios têm sido referidos por alguns como os perpetradores do estigma e da discriminação, enquanto que as PVVS e as pessoas afectadas ou associadas ao VIH são os alvos. A estigmatização é um processo dinâmico que surge da perceção de que houve uma violação de um conjunto de atitudes, crenças e valores partilhados. Estas podem levar a pensamentos, comportamentos e/ou acções prejudiciais por parte dos governos, comunidades, empregadores, prestadores de cuidados de saúde, colegas de trabalho, amigos e famílias As fontes de estigma incluem o medo da doença, o medo do contágio e o medo da morte. O medo da doença e o medo do contágio do VIH/SIDA é uma reação comum entre os profissionais de saúde, colegas de trabalho e prestadores de cuidados, bem como na população em geral. O estigma é uma forma de lidar com o receio de que o contacto com um membro de um grupo afetado (por exemplo, ao cuidar ou partilhar utensílios com uma PVVS) resulte na contração da doença. A literatura sobre a prestação de cuidados mostra que o medo do contágio e o medo da morte têm efeitos negativos evidentes nas atitudes dos profissionais de saúde em relação às PVVS e no tratamento das mesmas; Weinberger et al 1992). Estas atitudes vão desde um ligeiro desdém, passando pela recusa total de tratamento, até ao abuso total das PVVS. Mas é importante reconhecer que o estigma afecta os próprios profissionais de saúde. Uma discussão recente numa lista de discussão sobre o estigma global da SIDA incluiu os seguintes comentários: (Ashworth, 1994).

Estatuto QfHIVPositivo

"Espera-se que os profissionais de saúde saibam, sintam e actuem de determinadas formas. Mas quem os preparou para o VIH/SIDA? Muitos profissionais de saúde têm a mesma informação que o homem da rua tem. ... A doença é fatal! Quem é que não tem medo da morte? Os trabalhadores do sector da saúde estão envolvidos nisso todos os dias. Não foram selecionados para nenhum programa de educação especial que seja relevante para a sua situação. Conhecimentos e competências sim, isso eles têm, fazem parte de muitos programas de formação. Mas que tal prepará-los para lidar com os seus medos e ansiedades sobre a sua própria sexualidade e mortalidade, os seus preconceitos?" Florence Mhonie, Quénia (http://www.hdnet.org/home2.htm; estigma-sida: prestador de cuidados de saúde - 17) O estigma do VIH é muitas vezes sobreposto a muitos outros estigmas associados a grupos específicos como os homossexuais e as prostitutas e a comportamentos como o consumo de drogas injectáveis e o sexo casual. Infelizmente, estas camadas de estigma ajudaram a alargar e a aprofundar o estigma da SIDA a muitas pessoas infectadas ou afectadas pela doença; Sontag 1990). As consequências do estigma podem ser vistas ao longo de um continuum de reacções ligeiras (por exemplo, silêncio e negação), ao ostracismo e, em última análise, à violência. A investigação demonstrou que o estigma da SIDA pode ter uma série de efeitos negativos no comportamento de procura de testes de VIH, na vontade de revelar o estado de VIH, no comportamento de procura de cuidados de saúde, na qualidade dos cuidados de saúde recebidos e no apoio social solicitado e recebido (Buru, 2000).

O silêncio e a negação podem ser as reacções mais generalizadas ao estigma, tal como o título da Conferência Internacional sobre a SIDA do ano passado indica: Quebrar o Silêncio. Para alguns indivíduos, não saber o estado serológico do VIH é muito preferível a fazer o teste (Cameron 2000). O receio é que a falta de confidencialidade, que é altamente provável em muitos contextos, force a revelação e que os indivíduos possam então enfrentar preconceitos, discriminação, perda de emprego, tensões ou rutura de relações, ostracismo social ou violência. Tudo isto acontece quando há pouco tratamento disponível para a maioria dos indivíduos seropositivos nos países em desenvolvimento. Como disse recentemente um comentador sobre a situação no Zimbabué: "Porque é que hei-de ir fazer o teste quando tenho a certeza de que não vou conseguir obter o tratamento necessário?" J oshua Chigodora, Zimbabué (http://www.hdnet.org/home2.htm; stigmaaids: Definition and Context - 19) A forma como os indivíduos descobrem e revelam o seu estado de VIH aos outros, bem como a forma como lidam com o seu estado de VIH, é influenciada por crenças e valores culturais e comunitários relativos às causas da doença, padrões aprendidos de resposta à doença, contextos sociais e económicos e normas sociais. Mesmo quando os indivíduos suspeitam que são seropositivos, podem não procurar um teste ou tratamento se isso significar ir a uma clínica de SIDA conhecida ou a um médico da comunidade. Embora existam organizações de apoio social para PVHS tanto nos países desenvolvidos como nos países em desenvolvimento, estas organizações apenas ajudam as pessoas infectadas ou afectadas pelo VIH a lidar com o estigma. As pessoas afectadas pelo estigma da SIDA não são apenas os indivíduos com VIH/SIDA ou considerados como tal, mas também as famílias, os amigos e os grupos que trabalham com as PVVS ou que são afectados. Há poucas intervenções que abordem as causas sociais mais amplas do estigma. (Gerbert, 1991)

Têm havido muitos relatos de contextos de cuidados de saúde sobre testes de VIH sem consentimento, violações da confidencialidade e recusa de tratamento e cuidados (AIDS Bhedbhav Virodhi Andolan 1993; Tirelli et al. 1991; Carvalho et al. 1993; Panebianco et al. 1994; Ogola 1990; Masini e Mwampeta 1993). O desrespeito pela confidencialidade, identificando claramente os doentes com VIH/SIDA, revelando o estado serológico a familiares sem consentimento prévio, ou divulgando informações aos meios de comunicação social ou à polícia, parecem ser problemas em alguns serviços de saúde (Panos 1990; Bharat et al. 2001; Singh 1991). Os factores que contribuem para estas respostas estigmatizantes e discriminatórias incluem a falta de conhecimentos, atitudes morais e percepções de que cuidar das PVVS é inútil porque o VIH/SIDA é incurável (Batson, 1997). Zhang, e Chen 1993).

As políticas e os programas de VIH/SIDA podem contribuir inadvertidamente para a estigmatização e a discriminação, diferenciando entre a "população em geral" e as "populações de alto risco", dando prioridade a acções para evitar que o VIH se espalhe para a primeira a partir da segunda. Esta abordagem é muitas vezes justificada em termos de evitar a estigmatização das "populações de alto risco", uma vez que se acredita que visar essas populações reforça a associação do VIH/SIDA com grupos marginalizados.

No entanto, a concentração em programas para a "população em geral" também pode reforçar a perceção de que é menos importante proteger as populações que praticam comportamentos de "alto risco" do que as populações que praticam comportamentos de "alto risco".

"inocente e *HV/AIDS-related Stigma* unsuspecting" população em geral. Pode também resultar em discriminação contra grupos marginalizados, uma vez que os que estão em maior risco não recebem os recursos de que necessitam. Além disso, em alguns contextos, a atribuição de recursos com base na aceitabilidade e não na necessidade pode ser uma política deliberada, devido ao racismo, homofobia ou atitudes negativas em relação a grupos marginalizados (Panos 1996; Parker 2000). Por exemplo, as despesas públicas na maioria dos países da América Latina não reflectem o facto de o VIH/SIDA ter um impacto desproporcionado nos homens homossexuais e bissexuais activos nesses países (Esters, 1998).

Resumo da revisão da literatura relacionada

A família é a principal fonte de cuidados e apoio às PVVS na maioria dos países em desenvolvimento (Warwick et al. 1998; Aggleton e Warwick 1999; Banco Mundial 1997). No entanto, as reacções negativas da família são comuns. Os indivíduos infectados sofrem frequentemente de S&D em casa, e as mulheres têm mais probabilidades de serem maltratadas do que os homens ou as crianças (Bharat e Aggleton 1999). As reacções negativas da comunidade e da família às mulheres com VIH/SIDA incluem a culpa, a rejeição e a perda dos filhos e da casa (Parker e Galvâo 1996; Bharat e Aggleton 1999; Henry 1990). Uma vez que os D&D relacionados com o VIH/SIDA reforçam e interagem com os D&D pré-existentes, as famílias podem rejeitar as PVVS não só por causa do seu estado de VIH, mas também porque o VIH/SIDA está associado à promiscuidade, à homossexualidade e ao consumo de drogas (Panos 1990; Misra 1999; Mpundu 1999; Mujeeb 1999). Em muitos casos, a D&D relacionada com o VIH/SIDA estendeu-se às famílias, vizinhos e amigos das PVCHS. Esta estigmatização e discriminação "secundária" tem desempenhado um papel importante na criação e no reforço do isolamento social das pessoas afectadas pela epidemia, tais como os filhos e os parceiros das PVVS.

METODOLOGIA

Quadro teórico

São envidados esforços consideráveis para a prevenção das infecções por VIH e para o tratamento dos indivíduos seropositivos, e é consensual que seria altamente desejável introduzir melhorias em ambas as áreas. A observação e a compreensão da epidemiologia do VIH são essenciais para a conceção de estratégias de prevenção e de tratamento. O caminho para a melhoria é centrar-se não nos êxitos, mas nas lacunas a preencher ou nos erros a corrigir, pelo que discutimos os pontos fracos das práticas actuais e os enigmas, a razão pela qual os êxitos esperados não se concretizaram. A incerteza fundamental resulta da falta de um teste de VIH de referência. Consequentemente, não é possível comparar com exatidão os dados sobre o VIH de diferentes regiões do mundo que utilizam protocolos de teste diferentes, por exemplo, critérios variáveis para o que constitui um Western Blot positivo ou a disponibilidade ou não disponibilidade de testes PCR ou de cultura, ou tirar conclusões sobre a infeção pelo VIH com base na definição de SIDA de Bangui. Esta situação é representada graficamente da seguinte forma:

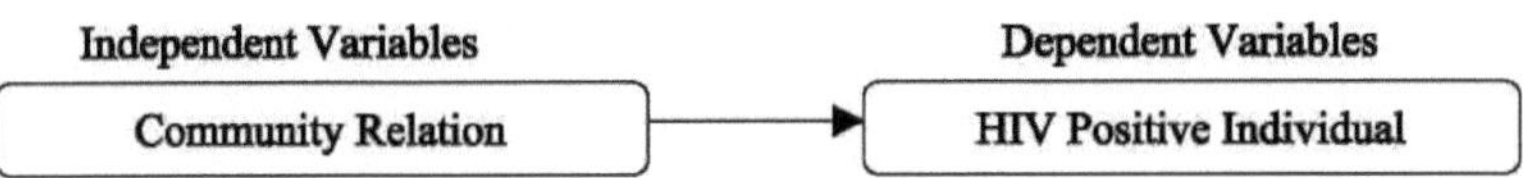

Figura 1: Mostra o quadro teórico das variáveis

Quadro concetual

A relação com a comunidade representa as variáveis independentes do estudo e é definida em termos de comunicação e partilha de materiais e a variável dependente é representada pelo indivíduo seropositivo e é definida em termos de participação social. O gráfico é apresentado da seguinte forma.

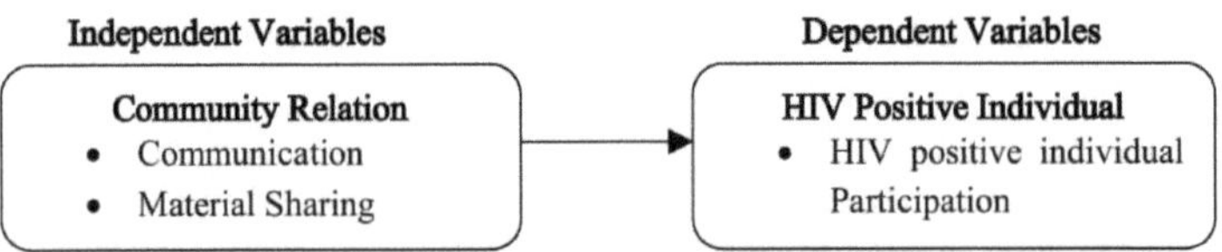

Figura 1: Mostra o quadro teórico das variáveis

Operacionalização

Relação com a comunidade

Esta é a variável independente do estudo e será definida em termos de comunicação e partilha de materiais. Esta foi operacionalizada da seguinte forma:

Comunicação

Isto é definido em termos dos membros da comunidade que comunicam com indivíduos seropositivos. Foi medido da seguinte forma:

Escala	Comunicação	SDA	DA	MA	A	SA
1	As PVVS são pessoas decentes					
2	Não me importo de ficar com PVVS					
3	As PVVS são activas na comunicação					
4	Apesar de nos mantermos em silêncio, as PVVS continuam a ser comunicativas					
5	As PVVS podem concordar com pessoas diferentes sem qualquer problema					
6	As PVVS levantam questões construtivas durante a comunicação					

Tabela 1: Operacionalização da comunicação

Partilha de materiais

A partilha de materiais é definida como o tipo de materiais que a comunidade partilha com indivíduos seropositivos. Isto é medido da seguinte forma:

Escala	Tipo de material partilhado	SDA	DA	MA	A	SA
1	A comunidade está à vontade para partilhar comigo a Casa Marcial					
2	As pessoas não têm qualquer problema em partilhar os cosméticos comigo					
3	As pessoas não têm qualquer problema em partilhar roupa comigo					
4	As pessoas não têm qualquer problema em partilhar a eletrónica comigo					
5	As pessoas não têm problemas em partilhar jóias					
6	As pessoas não têm qualquer problema em partilhar o sapato comigo					

Tabela 2: Operacionalização da partilha de materiais

Indivíduo seropositivo

Esta é a variável dependente e é definida em termos da participação de um indivíduo seropositivo na vida social da seguinte forma

O indivíduo seropositivo face à participação social

Este é definido em termos dos sectores da vida social em que os seropositivos participam e foi medido da seguinte forma

Participação social

Participação no café

Idir

Iqub

Mahiber

Bem-estar social

Tabela 3: Operacionalização da participação social

Local do estudo

A cidade de Arsi Negelle está localizada no vale do rift médio da Etiópia, na região de Oromia, zona oeste de Arsi. Geograficamente, está situada entre 709' e 7041' de atitude norte e 38025' - 38054' de longitude leste. A Woreda de Arsi Negelle está dividida em três zonas climáticas principais com base na altitude (baixa, média e alta) que varia entre 1500 e 2300 metros acima do nível do mar. A zona climática de altitude elevada ocupa a maior área, seguida das zonas climáticas de altitude média e baixa. A precipitação média anual varia entre 500 e 1000 mm. A topografia é ligeiramente ondulada nas terras altas e quase plana nas terras baixas. O kebele de Wottera é um dos kebele do distrito de Arsi Negelle, na zona ocidental de Arsi. Situa-se a 240 km a sul de Adis Abeba.

Conceção da investigação

Trata-se de um estudo de inquérito que utiliza modelos estatísticos de correlação. Por conseguinte, a investigação utilizou procedimentos apropriados dos métodos de investigação correspondentes na conceção do estudo.

Método de recolha de dados

Instrumentação

O instrumento utilizado para recolher dados primários foi um questionário estruturado; o questionário é preparado para conter informações sobre o objetivo da investigação.

Procedimento de amostragem

Esta investigação segue a técnica de amostragem aleatória. Isto foi feito através da identificação primária de pessoas da comunidade. O tamanho total da amostragem deste inquérito foi de 69 pessoas de um total de 690 agregados familiares na área de estudo. A amostragem foi efectuada com base em 10% dos agregados familiares.

Método de análise de dados

Os dados foram analisados de acordo com cada objetivo da seguinte forma:

1. Os objectivos um e dois foram analisados utilizando estatísticas descritivas, tais como percentagens, média e desvio-padrão.

2. O terceiro objetivo foi analisado através de estatísticas correlacionais.

Considerações sociais e éticas

Desde a visita à área de estudo até à conclusão do mesmo, o investigador manteve uma boa relação com os membros da comunidade no estudo, o que foi feito, em primeiro lugar, respeitando cada indivíduo que apoiou o investigador dando informações e actuando localmente. O investigador não fez nada que violasse a sua cultura e normas.

RESULTADOS E CONCLUSÕES

Analisar a relação entre a comunidade e o indivíduo seropositivo é o principal objetivo do estudo e as variáveis são analisadas com base nos dados recolhidos de 60 indivíduos na área de estudo, como se segue:

Relações com a comunidade

A relação com a comunidade é analisada em termos de comunicação e partilha de materiais, o que será analisado nas partes seguintes:

Comunicação

A comunicação é apresentada na tabela 4. Com base nos resultados apresentados, 25(36,23%) dos inquiridos responderam que a comunicação da comunidade com a do indivíduo seropositivo é muito baixa; seguidos de 17(24,64%) dos inquiridos que responderam que a comunicação entre o indivíduo seropositivo e a comunidade é baixa. 12 (17,39%) dos inquiridos responderam que existe uma comunicação moderada entre o seropositivo e a comunidade. 10(14,49%) dos inquiridos responderam que existe uma comunicação elevada entre a comunidade e o indivíduo seropositivo. Apenas 5 (7,25%) dos inquiridos responderam que a comunicação é muito elevada.

Isto significa que as percentagens mais elevadas de inquiridos responderam que a comunicação entre o indivíduo seropositivo e os membros da comunidade é muito reduzida. Isto significa que os membros da comunidade não comunicam com o indivíduo seropositivo com muita frequência.

Isto mostra que o nível de estigma entre a comunidade em termos de comunicação é muito fraco na área de estudo. Isto também mostra que o indivíduo seropositivo não é estável socialmente e é afetado psicologicamente.

Escala	**Medição**	**Resp.**	**%**	**Descrição**
1	Discordo totalmente	25	36.23	Comunicação muito reduzida
2	Não concordo	17	24.64	Baixa comunicação
3	Concordo moderadamente	12	17.39	Comunicação moderada
4	De acordo	10	14.49	Comunicação elevada
5	Concordo totalmente	5	7.25	Comunicação muito elevada
Total		69	100	

Quadro 4: Comunicação

Partilha de materiais

A partilha de material está representada na tabela 5. Com base nos resultados apresentados, 37 (53,62%) dos inquiridos responderam que o seu estatuto de partilha de material com um indivíduo seropositivo é muito baixo; seguidos de 14 (20,29%) dos inquiridos que responderam que o estatuto de partilha de material com um indivíduo seropositivo é baixo. 9 (13,04%) dos inquiridos responderam que o estatuto de partilha de material com um indivíduo seropositivo é moderado. 6 (8,70%) dos indivíduos responderam que a partilha de materiais entre seropositivos e a comunidade é elevada. Apenas 3 (4,35%) dos inquiridos responderam que existe uma partilha de materiais muito elevada entre o indivíduo seropositivo e os membros da comunidade.

Isto significa que a maior percentagem de inquiridos respondeu que a interação entre a comunidade e o indivíduo seropositivo é muito fraca em termos de partilha de materiais. Isto também significa que existe uma fraca partilha de materiais entre o indivíduo seropositivo e os membros da comunidade.

Isto mostra que a cultura de partilha de materiais com o indivíduo seropositivo não está a crescer bem entre a comunidade, uma vez que não têm uma relação positiva com o indivíduo seropositivo. Isto desencorajará o indivíduo seropositivo.

Escala	**Medição**	**Resp.**	**%**	**Descrição**

1	Discordo totalmente	37	53.62	Estatuto muito baixo
2	Não concordo	14	20.29	Estatuto baixo
3	Concordo moderadamente	9	13.04	Estado moderado
4	De acordo	6	8.70	Estatuto elevado
5	Concordo totalmente	3	4.35	Estatuto muito elevado
Total		69	100	

Quadro 5: Partilha de materiais

Indivíduo seropositivo

O indivíduo seropositivo é representado pela variável dependente do estudo. Com base nisto, será analisada em termos do indivíduo seropositivo em relação à participação social da seguinte forma **O indivíduo seropositivo em relação à participação social**

A participação social dos indivíduos seropositivos é apresentada no quadro 6. Com base nos resultados apresentados, 29(42,03%) dos inquiridos responderam que a participação social do seropositivo é muito baixa; seguidos de 22(31,88%) dos indivíduos que responderam que a participação social do seropositivo é baixa. 10(14,49%) dos inquiridos responderam que a participação social do seropositivo é moderada. 5 (7,25%) dos inquiridos responderam que a participação social do seropositivo é elevada. Apenas 3 (4,35%) dos inquiridos responderam que a participação social do seropositivo é muito elevada.

Isto revela que a maior percentagem de inquiridos concordou que não há participação do indivíduo seropositivo na atividade social. Isto significa que os indivíduos seropositivos não participam nas diferentes actividades que realizam a nível social.

Isto mostra que os indivíduos seropositivos não se sentem atraídos pelas actividades sociais, porque a comunidade os estigmatiza em termos de comunicação e de partilha de materiais e os indivíduos seropositivos não se atrevem a participar nas actividades sociais.

Escala	**Participação social**	**Resp.**	**%**	**Descrição**
1	Apenas participação no café	29	42.03	Muito baixo
2	O acima exposto e o Idir	22	31.88	Baixa
3	Os dois acima referidos e Iqub	10	14.49	Moderadamente baixo

4	Os três acima e mahiber	5	7.25	Elevado
5	Todo o exposto e o bem-estar social	3	4.35	Muito elevado
Total		69	100	

Quadro 6: Participação social

Relação entre variáveis independentes e dependentes

A relação entre a relação com a comunidade e a participação de indivíduos seropositivos em actividades sociais é a parte principal e básica do estudo. A tabela seguinte apresenta a correlação de Pearson das variáveis:

	Variáveis dependentes
Variável independente	Participação de indivíduos seropositivos em actividades sociais
Comunicação	.970**
Partilha de materiais	.911**

**. A correlação é significativa ao nível de 0,01 (bicaudal)

A estatística que foi utilizada para correlacionar os dados é a Pearson. O número positivo na tabela acima (.970 e .911**) mostra que existe uma relação direta entre as variáveis independentes e dependentes (relação com a comunidade e participação de indivíduos seropositivos em actividades sociais).

Isto mostrou que uma comunicação elevada com o indivíduo seropositivo aumentará a sua participação na vida social; do que a comunicação baixa.

Quando o nível de partilha de materiais aumenta, há uma melhor interação ou participação do indivíduo com VIH na vida social.

Avaliação da hipótese

Com base na análise da relação feita no objetivo três, indica que as variáveis independentes e dependentes têm uma relação direta. Por conseguinte, rejeita-se a hipótese de que não existe relação entre a relação com a comunidade e a participação de indivíduos seropositivos em actividades sociais. Porque existe uma relação direta entre a relação com a comunidade e a participação dos indivíduos seropositivos na atividade social

RESUMO, CONCLUSÃO E RECOMENDAÇÃO

Resumo do estudo

Em resumo, a comunicação é apresentada na tabela 4. Com base no resultado apresentado, 25

(36,23%) dos inquiridos responderam que a comunicação da comunidade com a do indivíduo seropositivo é muito baixa. Apenas 5 (7,25%) dos inquiridos responderam que a comunicação é muito elevada. Isto significa que os membros da comunidade não estão a comunicar com o indivíduo seropositivo com muita frequência.

A partilha de material está representada na tabela 5. Com base no resultado apresentado, 37 (53,62%) dos inquiridos responderam que o seu estatuto em termos de partilha de material com indivíduos seropositivos é muito baixo. Apenas 3 (4,35%) dos inquiridos responderam que o estatuto de partilha de material entre o indivíduo seropositivo e os membros da comunidade é muito elevado. Isto também significa que o estatuto de partilha de material entre o indivíduo seropositivo e os membros da comunidade é fraco.

A participação social dos indivíduos seropositivos é apresentada no quadro 6. Com base no resultado apresentado, 29 (42,03%) dos inquiridos responderam que a participação social do seropositivo é muito baixa. Apenas 3 (4,35%) dos inquiridos responderam que a participação social do indivíduo seropositivo é muito elevada. Isto significa que o indivíduo seropositivo não participa nas diferentes actividades que realiza socialmente.

Conclusão do estudo

O resultado da comunicação mostra que o nível de estigma entre a comunidade em termos de comunicação é muito fraco na área de estudo. Isto também mostra que o indivíduo seropositivo não é estável socialmente e é afetado psicologicamente. Isto significa que a maior percentagem de inquiridos respondeu que a comunicação entre o indivíduo seropositivo e os membros da comunidade é muito fraca.

Os resultados da partilha de materiais mostraram que a cultura de partilha de materiais entre indivíduos seropositivos não está a crescer bem entre a comunidade, uma vez que esta não tem uma perceção positiva do indivíduo seropositivo. Isto desencorajará o indivíduo seropositivo. Isto significa que a maior percentagem de inquiridos respondeu que a interação entre a comunidade e o indivíduo seropositivo é muito fraca em termos de partilha de materiais.

Os resultados relativos aos indivíduos seropositivos mostraram que estes não se sentem atraídos pelas actividades sociais, porque a comunidade os estigmatiza em termos de comunicação e partilha de materiais e os indivíduos seropositivos não se atrevem a participar nas actividades sociais. Isto revela que a maior percentagem de inquiridos concordou que não há participação do indivíduo seropositivo na atividade social.

Recomendação do estudo

Os resultados mostraram que a comunicação entre a comunidade e o indivíduo seropositivo não é forte. Por conseguinte, os profissionais de saúde devem trabalhar no sentido de sensibilizar a comunidade para que os membros da comunidade tenham uma boa relação com o indivíduo seropositivo, uma vez que o VIH não se transmite de um para outro através da comunicação entre si.

Os resultados mostraram que o estado da partilha de materiais entre a comunidade e o indivíduo seropositivo é muito baixo. Por conseguinte, os profissionais de saúde devem ensinar aos membros da comunidade a forma como o VIH se transmite de um indivíduo para outro.

Os indivíduos seropositivos devem abster-se de pedir emprestado material cortante aos membros da comunidade, a fim de minimizar os riscos decorrentes da partilha de material.

Os próprios seropositivos devem ensinar abertamente aos membros da comunidade o que entendem sobre a forma como o VIH se transmite de uma pessoa para outra, incluindo a partilha de material cortante.

Os resultados mostraram que a participação do indivíduo seropositivo na vida social é muito baixa. Por conseguinte, o indivíduo seropositivo deve participar na vida social sem se sentir estigmatizado pela comunidade.

Os membros da comunidade devem convidar as pessoas seropositivas para as actividades da vida social, para que estas possam participar na vida social sem qualquer sentimento.

Literatura citada

Allport, G. (2005) The Nature of Prejudice. Nova Iorque: Addison Wesley.

Ashworth, Coset (1994). "An experimental evaluation of an AIDS education intervention for WIC mothers," AIDS Education Prevention April 6(2): 154-62.

Batson, (1997). "Empatia e atitudes: Pode o sentimento por um membro de um grupo estigmatizado melhorar os sentimentos em relação ao grupo?" Journal of Personality and Social Psychology

Bean, J.oro. (1989) "Methods for the reduction of AIDS social anxiety and social stigma," AIDS Education and Prevention 1(3): 194-221, outono.

Boyd, Faro (1999). "O que pensam as mulheres grávidas sobre o teste do VIH? Um estudo qualitativo, "AIDS Care Feb;11(1): 21-9.

Brewer, Miller. (1974). "Para além da hipótese do contacto: Theoretical perspective on desegregation", in Groups in contact: The psychology of desegregation, ed. N. Miller e M.B. Brewer. N. Miller e M.B. Brewer. Orlando, FL: Academic Press, pp. 281-302.

Brunton, K.ore (1997). "Stigma," Journal of AdvancedNursing 26: 891-898.

2006. "Direitos legais, direitos humanos e SIDA: The first decade. Report from South Africa 2,"

AIDS Analysis Africa 3: 3-4.

Buru Kewi (2000). Quebrando o Silêncio. Discurso de abertura na Conferência Internacional sobre a SIDA, Durban, África do Sul, 13,1.

Esters, Cooker, e R. Ittenback (1998). "Effects of a unit of instruction in mental health rural adolescents' conceptions of mental illness and attitudes about seeking help," Adolescence 33(130): 469-476.

Gerbert, B.et al. (1991). "Primary care physicians and AIDS: Attitudinal and structural barriers to care," Journal of American Medicine Association 266: 2837-2842.

Goffman, Eole (1963). Stigma. Notes on the Management of Spoiled Identity. New York: Simon and Shuster, Inc.

Goldin, Comberse (1994). "Stigmatization and AIDS: Critical issues in public health," Social Science and Medicine 39(9): 1359-1366.

APÊNDICE I QUESTIONÁRIOS

1. Por favor, assinale a afirmação sobre o estado de comunicação das PVVS

Escala	Comunicação	SDA	DA	MA	A	SA
1	As PVVS são pessoas decentes					
2	Não me importo de ficar com PVVS					
3	As PVVS são activas na comunicação					
4	Apesar de nos mantermos em silêncio, as PVVS continuam a ser comunicativas					
5	As PVVS podem concordar com pessoas diferentes sem qualquer problema					
6	As PVVS levantam questões construtivas durante a comunicação					

2. Por favor, assinale com um X o tipo de material que partilhou com as pessoas

Escala	Tipo de material partilhado	SDA	DA	MA	A	SA
1	A comunidade está à vontade para partilhar a Casa Marcial comigo					
2	As pessoas não têm qualquer problema em partilhar os					

	cosméticos comigo					
3	As pessoas não têm qualquer problema em partilhar roupa comigo					
4	As pessoas não têm qualquer problema em partilhar a eletrónica comigo					
5	As pessoas não têm problemas em partilhar jóias					
6	As pessoas não têm qualquer problema em partilhar o sapato comigo					

3. Assinale com um X a sua participação na vida social de entre as alternativas seguintes.

Participar na participação do café

1 e Participar no Idir

1, 2 e Participar em Iqub

1, 2, 3 e Participar na Mahiber

Todas as anteriores e Participar no bem-estar social

APÊNDICE II

Escala	**Comunicação**	**SDA**	**DA**	**MA**	**A**	**SA**
1	As PVVS são pessoas decentes	2	1	2	2	1
2	Não me importo de ficar com PVVS	1	2	3	2	1
3	As PVVS são activas na comunicação	6	3	3	2	1
4	Apesar de nos mantermos em silêncio, as PVVS continuam a ser comunicativas	5	4	2		1
5	As PVVS podem concordar com pessoas diferentes sem qualquer problema	4	3	1	2	
6	As PVVS levantam questões construtivas durante a comunicação	7	4	1	2	1
Responder	ents	25	17	12	10	5
Percentagem		36.2 3	24.6 4	17.39	14.4 9	7.25

Escala	Tipo de material partilhado	SDA	DA	MA	A	SA
1	A comunidade está à vontade para partilhar a Casa Marcial comigo	11	3	2	1	1
2	As pessoas não têm qualquer problema em partilhar os cosméticos comigo	10	4	2	1	
3	As pessoas não têm qualquer problema em partilhar roupa comigo	9	3		1	1
4	As pessoas não têm qualquer problema em partilhar a eletrónica comigo	2	2	2	1	
5	As pessoas não têm problemas em partilhar jóias	3	1	2	1	
6	As pessoas não têm qualquer problema em partilhar o sapato comigo	2	1	1	1	1
Inquiridos		37	14	9	6	3
Percentagem		53.62	20.29	13.04	8.70	4.35

APÊNDICE III

Correlations

		COMMUNICATION	MATERIAL SHARING	SOCIAL PARTICIPATION
COMMUNICATION	Pearson Correlation	1	.954**	.970**
	Sig. (2-tailed)		.000	.000
	N	69	69	69
MATERIAL SHARING	Pearson Correlation	.954**	1	.911**
	Sig. (2-tailed)	.000		.000
	N	69	69	69
SOCIAL PARTICIPATION	Pearson Correlation	.970**	.911**	1
	Sig. (2-tailed)	.000	.000	
	N	69	69	69

**. Correlation is significant at the 0.01 level (2-tailed).

Statistics

		COMMUNICATION	MATERIAL SHARING	SOCIAL PARTICIPATION
N	Valid	69	69	69
	Missing	544	544	544
Mean		13.9275	13.9565	13.9565
Median		12.0000	9.0000	10.0000
Mode		10.00[a]	6.00[a]	5.00[a]
Std. Deviation		6.80899	12.26237	10.12922
Variance		46.362	150.366	102.601
Percentiles	100	25.0000	37.0000	29.0000

a. Multiple modes exist. The smallest value is shown

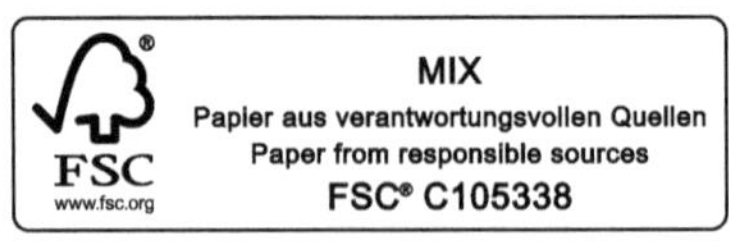

Printed by Books on Demand GmbH, Norderstedt / Germany